AF314454

# GUIDE OU INSTRUCTION

### POUR CONNAÎTRE ET CHOISIR

# UN MÉDECIN,

## PAR LE D<sup>r</sup> J. FRANCK,

Premier Médecin du grand hôpital de Vienne, professeur de clinique
aux Universités de Pavie, Wilna, etc.

## OUVRAGE

CONTENANT DES VUES SUR L'ORGANISATION MÉDICALE,
LES DEVOIRS DES MÉDECINS ENVERS LEURS COLLÈGUES ET LES MALADES,
DES CONSEILS AUX ÉLÈVES EN MÉDECINE, ETC.

### TRADUCTION FRANÇAISE.

## PARIS,

SE VEND CHEZ LES PRINCIPAUX LIBRAIRES.

—

1846.

# PRÉFACE
## DU TRADUCTEUR.

L'opuscule dont nous offrons la traduction au public est l'œuvre de Joseph Franck, l'un des plus illustres médecins de ce siècle; issu d'une famille dont la science médicale était, pour ainsi dire, le patrimoine. Son père, J. P. Franck, a été regardé comme le plus grand praticien de son temps, il a été médecin des empereurs d'Autriche et de Russie, professeur dans plusieurs Universités d'Allemagne et d'Italie. Il a publié plusieurs ouvrages, mais son abrégé de médecine, qu'il a laissé imparfait, lui a acquis une réputation colossale, et a été imprimé dans toutes les langues vivantes. J. Franck était son fils aîné, il a aussi composé un grand nombre d'ouvrages de médecine, parmi lesquels se trouve celui-ci qui a vu le jour à Vienne en 1800. Ils l'ont fait connaître comme l'un des plus savants médecins de ce siècle, mais, c'est surtout sa pathologie interne qui l'a rendu célèbre; elle a aussi été traduite en plusieurs langues, elle vient de l'être en français et fait partie de l'*Encyclopédie médicale*, éditée par M. Bayle.

Si jamais livre peut être utile, c'est la traduction d'un semblable ouvrage. Quel temps plus opportun pour son apparition? les malades, dans la capitale, sont traqués comme des bêtes fauves; les murailles sont couvertes des affiches des charlatans; les plus impudents médicastres répandent par milliers de mensongères brochures; les journaux sont remplis d'annonces trompeuses, des femmes éhontées se proclament des Esculapes, enfin, les systèmes de médecine les plus absurdes sont hautement professés. On est surpris qu'aucun médecin n'ait cherché jusqu'à présent à prémunir le public contre les dangereux piéges qui lui sont tendus de tous côtés, par un écrit à sa portée où serait victorieusement combattu ce fatal préjugé que, pour discerner un bon praticien, il faut absolument être médecin soi-même. J. Franck l'a tenté pour l'Allemagne où son ouvrage n'a pas été sans utilité; pourquoi n'en serait-il pas de même en France où l'impudence des charlatans est à son comble, puisqu'il donne les signes caractéristiques du vrai praticien.

Nous sommes porté à croire que c'est en partie à l'ouvrage de J. Franck que les médecins sont redevables de la considération dont ils jouissent, à juste titre, en Allemagne; les charlatans y sont aussi en plus petit nombre qu'ailleurs. Puisse-t-il obtenir un tel succès dans notre patrie. Pourquoi non? puisqu'il enseigne à ceux qui sont dépourvus de connaissances médicales les moyens de discerner le médecin digne de fixer leur choix, celui à qui ils pourront, avec sécurité, confier ce qu'ils ont de plus cher, leur vie, celle de leur épouse, de leurs enfants. C'est une heureuse idée dont la réalisation est sans doute une des plus forte barrières à opposer au charlatanisme, car elle détruirait les préjugés qui en sont le plus ferme appui.

Joseph Franck a consigné dans cet ouvrage des conseils aux élèves en médecine, particulièrement à ceux qui voyagent à l'étranger, les devoirs des médecins envers leurs collègues, envers les malades, envers les pharmaciens, enfin envers le public; et comme il n'y en a pas sans réciprocité, les devoirs corrélatifs de ceux-ci en découlent naturellement. Il contient, en outre, des vues sur l'organisation médicale qui ne seront peut-être pas sans intérêt dans un moment où une loi sur cet objet sera prochainement soumise aux Chambres. On y verra qu'au temps de J. Franck, les maux qui résultent du trop grand nombre de médecins, de la manie d'écrire, de la surabondance des livres se faisaient déjà sentir.

Nous en avons retranché une grande partie des digressions relatives aux coutumes et aux institutions de l'Allemagne, nous les avons remplacées par des considérations plus analogues à nos mœurs actuelles, et aux idées qui dominent présentement. Aussi nous assumons la responsabilité de ce qu'on y trouvera de blâmable, lui laissant le mérite de ce qu'il renferme d'utile.

# GUIDE ET INSTRUCTION

Pour connaître et choisir

# UN MÉDECIN.

On comprend aisément pourquoi les habitants d'une petite ville ou d'un village, lorsqu'ils sont malades, doivent s'abandonner aux chances du hasard. Généralement parlant, ils ne peuvent arriver à ce degré de culture indispensable pour juger même superficiellement du mérite médical d'un individu, quand le défaut de concurrents ne leur interdirait pas la faculté du choix. Mais pourquoi le public éclairé d'une grande et populeuse cité, renfermant un nombreux essaim de médecins ne se laisse-t-il pas guider, lorsqu'il en choisit un, par les règles de la raison ; la cause en est bien moins évidente. Ce n'est pas, parce que, suivant Bacon, rien ne plait tant à la multitude que ce qui flatte l'imagination, et enlace l'entendement en se liant aux notions vulgaires, que le monde va se *pipant* aisément de ce qu'il désire, qu'elle affecte un penchant déterminé pour le merveilleux, l'étrange, l'impossible ; que Montesquieu a dit que nous n'aimons presque que ce que nous ne connaissons pas, et qu'il n'y a rien de beau que ce qui n'est pas ; non, mais, parce qu'on est généralement convaincu de l'impossibilité d'acquérir jamais les moyens de connaître le mérite des médecins par des signes certains et positifs de leur savoir et de leur caractère moral. C'est ordinairement une réputation usurpée, l'influence des recommandations, la vénalité de journaux, la vanité du patronage et le désir de l'obtenir, le prétendu bonheur d'un médecin, et beaucoup d'autres circonstances étrangères, accidentelles, qui décident ce choix : On a donc tout sujet de s'étonner que, dans un siècle aussi éclairé, aucun auteur de médecine n'ait donné au public quelques règles d'après lesquelles chacun puisse se déterminer avec sûreté et facilité dans le choix du médecin qu'il veut investir de sa confiance, comme le plus capable et le plus digne de la grave et importante mission de conserver et de rétablir sa santé. L'ignorance de ces règles fait la fortune des charlatans, puisque peu de gens ont assez de connaissance pour juger, sans leur secours, de la capacité d'un médecin. «Le charlatan, a dit Zimmermann, a même un avantage considérable sur le vrai médecin, c'est que si quelqu'une de ses promesses se réalise, on l'élève jusqu'aux nues, et si le malade est trompé, l'on est obligé de se taire par honneur et pour ne pas être exposé à être blâmé d'avoir confié sa guérison à un homme, qui a d'autant plus le droit d'être fripon, que le nombre des sots est toujours le plus grand ; d'ailleurs, cet homme hardi ne risque jamais la perte de sa réputation, parce que, comme il n'en a que dans l'esprit des ignorants, le tort sera toujours du côté de ceux qui ont voulu l'écouter. Les hommes aiment tant le merveilleux, que le charlatan a même le droit de faire goûter au peuple sa nouveauté, et plus les promesses seront absurdes, plus il est sûr d'être écouté.

C'est la faute des médecins qui n'ont pas cherché à éclairer le public, en exposant, dans un écrit à la portée de toutes les intelligences, les signes caractéristiques des charlatans et des médecins indignes de sa confiance. Pourquoi ne pas stigmatiser de manière à ce qu'on ne pût les méconnaître, ces charlatans éhontés dont l'ignorance, l'improbité sont seules capables de s'abaisser aux viles ruses, aux basses manœuvres qu'ils emploient. Si la loi ne peut les atteindre, si le gouvernement les tolère, pourquoi quelques médecins philanthropes n'ont-ils pas publié des instructions populaires sur les dangers de leur confier sa santé ? N'en a-t-on pas répandu sur les empoisonnements par les champignons vénéneux, sur la rage ? Ne sont-ils pas mille fois plus meurtriers ? Je n'ignore point que dans beaucoup d'ouvrages on s'est élevé avec force contre ce fléau, mais ils sont connus des seuls médecins, peu de personnes sont en état de les comprendre, et d'un prix trop élevé, aucun que je sache n'a fait connaître les travers, les défauts, les vices des médecins dangereux pour le public. C'est néanmoins, la meilleure manière de les corriger, et de prémunir le public contre leurs graves conséquences. Pourquoi ne pas l'avoir prévenu que c'était plus qu'une faute que d'apporter de la négligence dans le choix d'un médecin, puisque notre vie, notre sûreté, celles de ce que nous avons de plus cher en dépendent. Cependant on imprime une multitude de livres sur les matières les plus futiles, les plus bizarres, les plus ridicules.

Nous allons essayer de combler cette lacune en présentant dans cet opuscule, à ceux qui ne sont pas médecins, des moyens sûrs de connaître les vrais médecins. Quiconque l'aura lu et éprouvera encore des mécomptes à ce sujet, ne devra s'en prendre qu'à lui, puisque nous lui aurons enseigné à distinguer infailliblement ceux qui méritent sa confiance, de ceux qui en sont indignes. Je crains bien, quoique mon but soit très louable, que bien des gens ne le prennent en mauvaise part, et qu'il ne fâche beaucoup de médecins. Ce désagrément tient à la nature du sujet que je me suis proposé de traiter, mais le vif désir de coopérer au bien public, et de faire triompher le vrai mérite, me rend d'autant plus insensible à toute injuste aggression, que je suis certain de m'être tenu loin de toute allusion personnelle, et de n'avoir retracé qu'en général les défauts des médecins (1). Je les ai réunis en un tableau, afin que celui qui croirait y voir quelques traits de ressemblances avec lui, puisse se corriger, puisqu'il aurait maintenant à redouter l'œil d'un public connaisseur. Je me suis bien gardé, voulant être tout-à-fait impartial, de flatter le public et de le prévenir exclusivement en faveur des partisans de l'un des systèmes qui règnent aujourd'hui en médecine. Je me suis borné à représenter le médecin, sous quelque bannière qu'il marchât, dans ses rapports avec la société, et de l'y faire connaître. J'ai dû appeler l'attention du public sur les pénibles devoirs d'une si austère profession, car, il ne serait pas juste que ceux qui s'y dévouent avec une abnégation qu'on ne saurait trop reconnaître, fussent privés de l'estime publique, la plus douce récompense, après le témoignage de la conscience. En retour des travaux pénibles auxquels ils se soumettent, des dangers incessants auxquels ils s'exposent, des immenses services qu'ils rendent, ne méritent-ils pas de jouir de la plus haute considération. N'est-ce pas un encouragement mérité à persister dans une si noble conduite, et à redoubler d'efforts pour se maintenir au niveau de leurs obligations, et des progrès de sa profession. De ce mutuel échange de devoirs entre le public et les médecins, ne doit-il pas résulter une position plus élevée pour ceux-ci, et des secours plus efficaces pour celui-là. N'est-ce pas le bon goût, les lumières du public qui forment les bons artistes. Pourquoi, informé qu'il serait des qualités qui caractérisent le bon médecin, ne contribuerait-il à les rendre meilleurs ? Si jamais des éclaircissements sur l'utilité d'une branche quelconque des sciences ou des arts est à désirer, c'est certainement dans le cas où il s'agit du bien général,

(1) J'ai toujours employé tous mes efforts pour vivre en paix avec mes collégues, je porte à chacun d'eux l'estime et le respect qui leur appartiennent.

de la vie des hommes  A quoi servent ces connaissances qui restent concentrées  parmi les médecins ; quelques-uns, indignes de ce nom, ne profitent-ils pas de l'ignorance du public sur ce  point ? Elles doivent êtres répandues  et mises à la portée de toutes les intelligences, afin qu'il sache dans quelle position il se trouve vis-à-vis d'eux.

On a cherché à remédier à cet abus par une voie détournée, on a cru que l'on y parviendrait en répandant dans le public des notions médicales ; en l'initiant à une sorte de médecine populaire, mais il était impossible de mettre à la portée des intelligences vulgaires une science que toute la vie d'un homme peut à peine embrasser. Comment ne pas s'étonner que le simple bon sens n'ait pas empêché des personnes de mérite de penser qu'il fût possible de traiter une maladie sans avoir fait de longues études ? Ne se moquerait-on pas avec raison d'un ouvrier qui prétendrait réparer une machine sans connaître la forme, la structure. la disposition, les rapports, le jeu, la matière des pièces qui la composent (1). Il est à peine croyable que l'exagération d'une décevante philantropie ait aveuglé des médecins éclairés à ce point qu'ils aient accrédité cette erreur grossière par la publication d'ouvrages de médecine populaire qui ont produit des maux incalculables, sans aucun besoin.

Comment a-t-on pu croire que dans l'ignorance de la position, du rapport, de la structure, de la composition de nos organes, de leurs fonctions, de leur sympathie, on parviendrait à rétablir leur lésion, car une maladie

______

(1) Comment être assez peu soucieux de la vie des hommes pour prescrire des médicaments sans en savoir les vertus, les doses, leur modes d'agir, leur opportunité ; l'acquisition de ces connaissances préliminaires coûte aux médecins de longues et pénibles études, dont ils se dispenseraient sans doute, si la nécessité n'en était reconnue.

n'est que la lésion d'un ou de plusieurs d'entr'eux ?
Quand souvent la vie tient à un fil. ne faut-il pas toute
la présomption de la plus crasse ignorance pour oser
administrer des médicaments dont on ne peut connaître
les effets quand on n'a point étudié les propriétés du
corps soumis à leur action ? Parfois la nature triomphe
du mal et du remède; attribuer la guérison à ce dernier
est une erreur qui pour être commune n'en est pas moins
pernicieuse. Le zèle mal dirigé d'une ardente charité,
les illusions trompeuses d'une philantropie peu éclairée,
l'envie d'acquérir à tout prix une réputation de bienfaisance, une avidité méprisable, ont aussi multiplié les
livres de médecine populaire (1). On a pensé qu'ils rendraient quelques services dans un temps où les médecins manquaient dans beaucoup d'endroits, mais aujourd'hui qu'il y a presque partout encombrement, le
meilleur livre de médecine populaire est celui qui ap-
prendra à faire le meilleur choix parmi les médecins.
C'est en vain qu'on se flatterait que de sages lois, une
bonne organisation médicale rendraient superflues les
régles que nous donnons pour le choix d'un médecin.
La grande difficulté n'est pas de faire de bonnes lois,
des réglements bien conçus, mais d'empêcher qu'ils ne
soient violés, enfreints, éludés. C'est ce qui est fort à
craindre tant que les hommes qui les appliqueront, les
exécuteront, seront dominés par des passions, des affections qui les influenceront même à leur insu, qu'ils
seront subjugués par des intrigues, par l'esprit de parti,

----

(1) Cette tentative insensée a immolé nombre de victimes non pas
seulement par l'application intempestive d'agents thérapeutiques, mais
encore par la terreur qui a frappé ceux qui les lisaient , tant les lecteurs étaient persuadés qu'ils allaient avoir les plus graves maladies
parce qu'ils en ressentaient quelques symptômes. Ils enlèvent aussi à
l'art une partie de sa puissance , en communiquant au public les erreurs, les incertitudes , les oppositions des médecins , qu'une étude
approfondie et méthodique peut seule dissiper.

de camaraderie. La soif des richesses, l'amour du luxe, en un mot la corruption dont l'empire est actuellement si puissant nous donnent des craintes trop fondées. Puissé-je me tromper, mais l'heureux temps où la pureté de nos mœurs nous garantira de ces maux n'est pas près de nous.

# INTRODUCTION.

Si la dignité et le mérite d'une science se déduisent de la somme totale des connaissances que sa sphère renferme ; de son but et des avantages qu'en retire le genre humain, des qualités qu'elle suppose, développe et met en jeu chez celui qui l'exerce ; la médecine occupe certainement le premier rang entre toutes les autres. Les déclamations du célèbre misanthrope Rousseau, les peintures dramatiques de l'ingénieux Molière, et toutes les attaques, tous les traits contre la médecine qui se rencontrent dans les ouvrages des beaux esprits, peuvent bien être dirigés contre les médecins, mais jamais contre cette science, malgré la saillie bouffonne du premier « à la bonne heure qu'elle vienne donc sans médecin! » elle n'en demeurera pas moins la science par excellence, parce qu'elle émane de ce principe de charité que le divin Créateur a placé dans le cœur de l'homme, et que, pratiquée par un médecin moral, judicieux et convenablement instruit, le bien qu'elle fait est infini et le mal presque nul, tandis que la proposition inverse serait vraie, lorsqu'elle est pratiquée par des gens étrangers à la médecine. Et pourtant tout le monde veut être médecin, témoin Rousseau lui-même, qui prescrivait de bons bouillons aux malades, ignorant que pris mal à propos, ils en ont fait périr un grand nombre. Si les médecins actuels n'ont plus les ridicules qui les ont fait traduire sur la scène, au temps de Molière, n'est-il pas à craindre que les connaissances dont ils ont besoin pour briller dans un salon, pour échapper aux traits de la malignité, n'aient été acquises aux dépens de la science médicale? L'esprit éclairé de nos contemporains pas plus que celui de nos descendants, ne révoquera jamais en doute, d'aucune manière, le prix d'une doctrine qui enseigne à guérir un grand nombre de maladies qui se manifestent journellement et termineraient infailliblement par la mort, sans son secours. Le plus bel éloge de la médecine, est le reproche qu'elle est incapable de guérir certaines maladies, puisqu'on peut en tirer la preuve négative ou du moins implicite de sa puissance sur celles si nombreuses, qui peuvent être regardées comme curables. Il est d'une évidence incontestable que la médecine rationnelle, éclairée par l'expérience, exercée par des médecins habiles, d'après des principes sûrs et déterminés, produit un très grand bien. Maintenant que le progrès des lumières a fait justice des obstacles qui s'opposaient à son perfectionnement, tels que le néologisme, les mauvaises méthodes, la vaine poursuite des causes premières, les fausses hypothèses, l'abus de la chimie, les observations mal faites, la recherche de remèdes nouveaux, de spécifiques, la manie de vouloir tout expliquer, l'envie de se distinguer à tout prix, une aveugle routine ; son utilité s'acroîtra de plus en plus. Mais que de maux n'entraîne-t-elle pas, lorsqu'elle est entre les mains de charlatans, d'ignorants, de gens inexpérimentés !

Les personnes auxquelles sont confiés la direction des facultés de médecine et l'examen des élèves, pourraient beaucoup contribuer à faciliter le choix des médecins, et à éloigner le danger que sous ce rapport occasionnerait une méprise ; pour atteindre ce but, outre le droit qu'ils ont de ne pas admettre ceux qui ne donnent pas des preuves suffisantes de leur habileté, ils dévraient être autorisés à n'accorder l'accès des cours, qu'aux jeunes gens d'une conduite éprouvée, et doués de talents convenables. Le célèbre Weikard, dans ses mélanges répond affirmativement à cette question problématique : « S'il est vrai qu'aujourd'hui les grands praticiens en médecine soient plus rares que dans les siècles passés, et quelles peuvent être les principales causes de ce phénomène ? » Au nombre de ces causes, il admet : les progrès de la médecine, et particulièrement ceux des sciences accessoires qui, étant réputées nécessaires au médecin, exigent qu'il y emploie beaucoup plus de temps, la quantité excessive des livres de médecine qui ne contiennent, en grande partie, que des observations mal recueillies, des théories trop subtiles, futiles, mensongères; l'imperfection du plan d'études médicales, maintenant en vigueur dans la majeure partie des Universités d'Europe; la brièveté de la carrière médicale que fournissent les élèves en médecine, avant de se vouer à la pratique, et surtout parce que les médecins directeurs des élèves, les doyens des Facultés, les professeurs des Universités ne sont pas les praticiens les plus renommés. Les liens de l'amitié, les relations de parenté, les recommandations d'hommes haut placés, même les services rendus à l'État, ne devraient exercer aucune influence lorsqu'il s'agit d'un candidat à qui l'on confie la vie des hommes (1). Combien il serait à désirer

(1) Qu'à l'avenir, le savoir théorique, une éducation brillante, fassent place dans les réceptions à la moralité et à l'habileté pratique; que l'autorité, par une faiblesse coupable, ne souffre plus que des charlatans éhontés, que des hommes grossiers, dépourvus de toute éducation, de toute science, exercent sans aucun titre le plus difficile de tous les arts, qu'elle devrait couvrir au contraire, avec la plus grande sollicitude, de son égide protectrice ; qu'elle ne se flatte pas que le plus simple bon sens fera justice de leur sottise, des systèmes niais et ridicules qu'ils prônent ; l'amour de la vie, l'envie de recouvrer le plus précieux de tous les biens, la santé, obscurcit tellement le jugement et rend crédule au point d'accepter les absurdités les plus monstrueuses.

que les parents, les instituteurs, tous ceux en un mot qui décident la vocation des jeunes gens, lorsqu'il s'agit de les déterminer à la profession de médecin (1), eussent lu l'excellent ouvrage de l'illustre Ploucquet sur ce sujet, et eussent profondément réfléchi sur l'admirable tableau qu'il trace des qualités que doit posséder un jeune homme pour pouvoir se consacrer avec succès à l'exercice de la médecine..Plût au ciel encore que le célèbre Selle n'eût pas, en vain, manifesté une opinion (2) que je transcris littéralement : Celui qui dirige un jeune homme doué de la capacité nécessaire dans la carrière de la médecine, et indique une voie différente à un autre de moindre habileté, mérite également de la société, car celui-là pourra lui devenir aussi utile que celui-ci lui serait devenu dangereux.

Le nombre des médecins dans les pays civilisés de l'Europe ne garde aucune proportion avec le nombre des habitants, on pourra bientôt en former des régiments, si le gouvernement n'oppose une forte digue à la manie médicale de la jeunesse. Elle prend sa source dans la répugnance à s'adonner aux arts industriels, mécaniques, dans les risques du commerce et les capitaux qu'il exige, et dans plusieurs autres causes.

A l'époque où l'inclination pour le sacerdoce dominait beaucoup plus qu'à présent, nombre de jeunes gens, après avoir fait leurs études, entraient dans les cloîtres, dans les séminaires, en un mot, suivaient la carrière ecclésiastique. Mais depuis les changements survenus dans la constitution de l'église, tous ces individus se jettent dans la médecine avec une sorte de fureur ; on serait tenté de croire, en vérité, qu'ils ont lu dans le livre du

(1) Naguères, à 2 lieues d'une grande capitale , a été reçu docteur un individu qui formulait ainsi une attestation de décès : Un tel... est bien mort , qu'on l'enterre quand on voudra.

(2) Introduction à l'étude de la nature et de la médecine. P. 6.

destin, l'imminence d'une peste menaçant de détruire le genre humain.

Les gens riches et la noblesse se décident rarement à consacrer leurs enfants à la médecine. L'état militaire et la magistrature où *il bel far niente* (la douce oisiveté), suivant l'adage si expressif des Italiens, constituent, pour ainsi dire, la sphère de leur leur vocation. Il en résulte que la classe la moins riche des propriétaires et celle des petits marchands, fournisseut seules des recrues au divin Esculape. Ils envisagent cet art comme une branche de négoce susceptible d'entretenir dans une sorte d'aisance celui qui l'exerce. Cependant, il n'y a point de science qui exige d'aussi fortes dépenses et un emploi de temps aussi considérable que la médecine. Il est vrai que le gouvernement est venu au secours des étudiants peu aisés par des institutions de bienfaisance. Il a établi un grand nombre de bourses, de demi-bourses, de pensions et de réceptions gratuites, etc. Le but et les vues particulières du gouvernement sont élevés, généreux et méritent de la reconnaissance. Mais, comme tout, sur cette terre, a une double face, sous ce rapport, ici encore, le but et le succès sont en contradiction. Souvent ces institutions ne sont qu'un appas qui attire aux universités, des jeunes gens qui, chez eux, en se livrant à des travaux industriels, eussent été bien plus utiles à leur pays. Souvent le bienfaiteur est obligé de partager ses bienfaits entre les candidats ; ils suffisent à peine aux besoins physiques, tandis que les exigences et les prétentions de l'esprit restent sans satisfaction. Il y aurait de la folie à prétendre qu'un homme tourmenté par les aiguillons de la faim employât son argent à acheter des livres.

Une autre classe d'élèves indigents, auxquels manque le secours du gouvernement, s'adonnent en partie à l'éducation, et deviennent des maîtres particuliers, des précepteurs. Puisque l'étude de la médecine exige pen-

dant toute la vie, l'application entière, et non inter-
rompue des facultés intellectuelles, il est facile de prévoir quel progrès peuvent faire ceux qui les partagent
entre deux objets tout-à-fait différents, et qui chacun
l'exigerait exclusivement.

Malgré le grand nombre de difficultés sous lesquelles
la flamme du génie, la vivacité de l'esprit s'éteignent facilement, laissons ces élèves peu fortunés parcourir la
carrière jusqu'à l'époque de leur réception, alors ils
sont contraints à déposer une bonne somme d'argent
dont la majeure partie, même la totalité, appartient aux
examinateurs qui prononcent sur leur capacité. Cette
circonstance cause souvent aux élèves une grande dé-
tresse, et, dans le public, jette sur eux de la défaveur.
On soupçonne qu'elle peut trop facilement faire fléchir les
principes d'un homme dans un sens contraire à ses obligations, de sorte que l'examinateur trouverait les ré-
ponses du candidat plus satisfaisantes et plus justes,
qu'un juge sévère d'après les inspirations de sa conscience et les règles d'un rigoureux devoir.

On se plaint avec raison de la surabondance des médecins ; mais, jusqu'ici, les gouvernements n'ont pas
pris les mesures convenables pour y remédier. Il serait
injuste, impolitique, irrationnel de limiter le nombre
des médecins, car il s'en suivrait qu'il faudrait limiter
le nombre des aspirants à toutes les professions où il y
a encombrement (1) ; on gênerait ainsi la liberté dans le
choix d'une profession, et on exclurait des sujets qui auraient une véritable vocation. Le seul moyen légitime,
efficace, facile, est d'éloigner l'époque où il sera permis
d'exercer. Trente ans ne serait pas un âge trop avancé
pour des hommes à qui la santé publique est confiée,
qui sont appelés à chaque instant à résoudre les problèmes les plus compliqués. C'est l'âge où l'homme a

(1) Dans certaines professions, le nombre est limité ; le public ne
s'en trouve pas mieux.

acquis la maturité de jugement et l'expérience personnelle pour s'en acquitter avec succès. La dignité de l'art y gagnerait, le nombre des guérisons s'en accroîtrait; personne n'aurait le droit de se plaindre, puisque cette mesure frapperait également sur tous, sans prohibition individuelle. Les personnes seulement ayant quelques ressources pourraient attendre aussi long-temps, avant de retirer le fruit de leurs avances. Ce serait encore un bien, car la société éprouve de grands maux parce que le médecin n'a pas une existence assurée, indépendamment de sa profession. Que l'on ne craigne pas de priver la science de sujets faits pour en reculer les limites; non, un mérite éminent saura toujours percer, soit par des cours, ou par des écrits, ou de toute autre manière. D'ailleurs, ici surtout, l'intérêt public doit prévaloir, il s'agit de former des praticiens instruits, non d'offrir des débouchés, des situations à des jeunes gens peu aisés; ce serait favoriser une certaine classe aux dépens de la santé publique. Je maintiens qu'un sens droit, un jugement mur, une expérience assez longue, suffisent pour former de bons praticiens. Ces qualités ne manqueront pas si les examens préliminaires ont été subis convenablement.

Dans l'intérêt bien entendu de la société, le gouvernement devrait donner des honoraires aux médecins, comme il en donne aux prêtres, aux magistrats. N'exercent-ils pas, en effet, une sorte de sacerdoce, de magistrature. Loin d'augmenter ses dépenses par cette mesure philanthropique, il les verrait certainement diminuer dans une proportion considérable. Ils soigneraient gratuitement les malades dans leur domicile, dans les hospices et les hôpitaux civils et militaires. Ils prêteraient leur assistance aux magistrats, sans rétribution. Les frais de justice seraient diminués, mais cette économie ne serait rien en comparaison de celle qui serait opérée dans les hospices, dans les hôpitaux. En effet, le nombre des malades y décroîtrait dans une proportion incalculable, parce que beaucoup de malades se feraient traiter chez eux, qu'un grand nombre n'irait point y chercher assistance, après avoir passé plusieurs jours sans avoir reçu aucuns soins. Ainsi la durée des maladies serait moins longue, et les maladies chroniques, les infirmités moins fréquentes. Elles le seraient d'autant moins, que cette mesure porterait un coup mortel au charlatanisme. Puisqu'il y aurait moins de maladies, il y aurait moins de misère, plus de travaux, partant plus d'aisance, plus d'argent au trésor par les contributions. Les rivalités, les dissidences des médecins disparaîtraient ; rassurés sur leur existence et celle de leur famille, ils acquerraient plus d'habileté, tous leurs moments étant consacrés à leur profession qu'ils exerceraient avec plus de considération, de désintéressement, et en inspirant plus de confiance.

Nulle commune ne manquerait d'assistance médicale, puisqu'ils seraient répartis à des distances convenables et en proportion de la population à laquelle ils donneraient leurs soins gratuitement. Au fur et à mesure des vacances dans les emplois, par la mort ou toute autre cause, ils passeraient dans des localités plus peuplées, où ils seraient mieux rétribués. Lorsque les postes payés seraient remplis, s'il y avait un excédent de médecins, ils remplaceraient les médecins rétribués, par rang d'ancienneté. Les médecins surnuméraires rempliraient les cadres des officiers de santé de l'armée et de la marine ; après un temps limité ils auraient droit à un poste sédentaire à moins qu'ils ne préférassent rester dans la situation où ils se trouveraient. Parvenus à l'âge de soixante ans, ils ne seraient assujétis à aucun déplacement. Tout médecin serait libre de pratiquer la médecine, partout où il voudrait, mais il ne recevrait point d'honoraires du gouvernement. Le médecin rétribué par l'État ne pourrait en exiger de ses clients qui seraient dans tous les cas, maîtres de les refuser, et d'appeler tel médecin qu'ils jugeraient convenable, sauf à le payer. J'ai la conviction qu'une semblable organisation du service médical régulièrement établie, apporterait un grand allégement aux charges de l'État et soulagerait la société d'une grande partie des maux qui l'affligent.

L'empire des habitudes, la force des préjugés, les efforts des intérêts froissés s'opposeront sans doute, à l'exécution de ce plan ; du moins le gouvernement devrait-il payer le plus ancien médecin d'un cercle ou arrondissement pour soigner gratuitement les pauvres, et leur donner les médicaments nécessaires.

Je n'ignore pas qu'il existe dans plusieurs villes d'Allemagne des espèces de société d'assurance, où les honoraires du médecin sont supportés par la totalité des associés. On leur a reproché que les malades n'avaient pas toujours une entière confiance dans le médecin dont ils recevaient les soins, que souvent ils auraient choisi d'autres médecins, qui se trouvaient ainsi frustrés de ce qui leur serait revenu ; que l'homme sobre, rangé, tempérant, payait pour le débauché, l'intempérant, l'ambitieux, etc. ; enfin que le médecin de l'association acquerrait une prépondérance non méritée, au préjudice de ses collégues. La plupart de ces inconvénients disparaissent dans le plan que nous avons exposé, et avec eux ces discussions d'intérêt qui nuisent à la considération du médecin, à la dignité de l'art, en brisant les sentiments de bienveillance, d'attachement, qui ne doivent jamais cesser d'exister entre les cliens et les médecins (1). A la honte de l'humanité, on voit trop souvent les gens les plus riches qui promettaient des

(1) Puisque la faible rétribution accordée aux médcins serait prise sur la masse entière des contribuables, et que sur eux péseraient toutes les charges, toutes les peines, toutes les fatigues de la plus pénible des professions, et que les malades conserveraient la liberté du choix.

millions à celui qui prolongerait leur existence, refuser au médecin qui leur a sauvé la vie des honoraires qu'ils prétendent exagérés, bien que très modiques en proportion de leur fortune, et très minime eu égard à l'importance du service rendu. Ce nabad indien, millionnaire, qui refusait de payer deux cent mille francs au médecin anglais qui, par un traitement tout-à-fait ingénieux, tout nouveau, l'avait arraché à une mort inévitable, est pour moi le type de l'ingratitude. A quoi, sans ce génie médical, lui eussent servi les millions entassés dans son trésor A notre grande surprise, des médecins ont eu assez peu de jugement pour blamer leur confrère; quand au vulgaire ignorant, cela n'est pas étonnant, habitué qu'il est à voir les salaires d'un travail matériel tariffés, les marchandises, les produits des manufactures vendus d'après le prix *de revient*. Cependant on ne trouve pas mauvais qu'un capitaliste gagne des millions en un instant, sans même rien hazarder, sans aucun risque de sa personne, sans aucun effort intellectuel, par une sorte de routine. Le médecin risque sa vie pour la conserver aux autres, la passe au milieu des objets les plus dégoûtants, dans une continuelle contention d'esprit, obligé qu'il est de résoudre à chaque instant les problêmes les plus compliqués. Et cet homme qui se récrie parce qu'on lui demande des honoraires qui lui paraissent exagérés, n'hésitera pas à payer cent fois davantage un tableau, une statue, un morceau de musique. Il dépensera bien plus dans un repas, et donnera davantage à son chef de cuisine. Jouirait-il de ces biens auxquels il attache tant de prix, si le médecin ne l'avait rappelé à la vie ? C'est son métier, dit-on; précisément, parce que sa profession exige qu'il consacre la majeure partie de son temps, et souvent sa bourse, au soulagement des malheureux; qu'il expose jour et nuit sa vie pour conserver celle des autres, c'est son droit, j'ai presque dit son devoir de se mettre en état de continuer ses soins gratuits, ses dons secrets aux pauvres, et de se pourvoir des objets dispendieux réclamés par son ministère. Ajoutons que c'est souvent par l'invention d'une médication nouvelle ou une application ingénieuse, extraordinaire des ressources thérapeutiques, que le succès aura été obtenu.

Il est très rare que dans les quatre ou six premières années, le médecin gagne de quoi se soutenir, parce que le public n'honore pas volontiers de sa confiance les débutants, et qu'il mesure l'habileté et le discernement sur l'expérience qu'ils ont eu le temps et l'occasion d'acquérir. Par ce motif, il est contraint de prendre un chemin qui ne le conduit pas toujours à un but fort avantageux, et qui le plus souvent ne répond pas à la dignité de sa vocation, à l'élévation de ses qualités morales, et à l'objet de ses études. Quelques-uns de ces nouveaux docteurs s'attachent à faire la cour à un médecin dont la réputation et une nombreuse clientèle leur facilitent l'entrée dans le monde. D'autres se font employer dans un hôpital, où ordinairement ils ne reçoivent que peu d'honoraires; d'autres enfin se trouvent dans la nécessité de renoncer tout à-fait à la dignité de leur profession, et d'employer les plus vils moyens pour se soutenir (1). Le plus petit nombre sont ceux qui rencontrent l'appui dont ils ont besoin dans leur famille, ou dans quelque

---

(1) Non dans l'intention de jeter du ridicule sur un malheureux qui mérite la pitié des honnêtes gens, et le secours des riches et des puissants, mais uniquement dans le but de convaincre mes lecteurs que je ne rembrunis pas le tableau que je trace de la malheureuse situation de jeunes médecins sans fortune, j'insère ici l'article suivant que vient de publier un journal d'annonces sous cette rubrique, *demande de places* : Un jeune médecin qui a terminé ses études dans diverses universités et hôpitaux, jusqu'au grade de docteur, qui sait le latin, le français et l'allemand, demande d'utiliser ses talents, ou comme précepteur, ou comme valet de chambre, particulièrement près de quelques voyageurs. Ceux qui désireraient lui parler sont priés de laisser leur adresse au portier de l'Hôpital général avec cette suscription : M.L. F. élève de l'Hôpital général.

protecteur, de sortent qu'ils puissent attendre un temps plus heureux, ou entreprendre à cette époque des voyages, afin d'étendre leurs connaissances. Les plus hardis, les plus capables, poussent l'industrie jusqu'à lancer dans le monde un journal médical; entraînés qu'ils sont par un zèle ardent pour leur profession ou par l'envie de se faire une réputation prématurée, mais le plus souvent forcés par l'urgence des besoins matériels. ils ne reculent devant aucun moyen pour acquérir de la renommée. Ils oublient qu'en médecine pratique, le mérite est lent à percer, que les médecins sont seuls juges compétents et qu'il ne s'acquiert que par une longue expérience.

Ceux qui s'attachent à un médecin renommé, blanchi sous le harnois, ne méritent aucun blâme; ils ont certainement pris la meilleure voie pour s'enrichir de nouvelles connaissances cliniques, exercer leur discernement, acquérir ce tact de praticien si précieux, et s'approprier dans l'exercice de la médecine *son savoir faire*, comme s'expriment les Français. Pour atteindre ce but, le néophyte doit se plier à l'humeur parfois un peu difficile de son Mentor. Néanmoins la docilité, la condescendance et la tolérance, vertus si nécessaires à un disciple, ont des limites que le respect humain ne permet pas de franchir. Un attachement tout-à-fait servile à la méthode du maître, un lâche abandon de ses propres principes aux dépens de la vérité, lorsqu'ils sont en opposition avec les siens; se mêler des affaires privées, prendre parti dans les querelles, les rivalités médicales ne montrent pas dans le débutant la meilleure disposition. C'est la fréquence de ces deux dernières circonstances qui ont fait naître la répugnance des praticiens les plus en réputation à servir la société en donnant la dernière main à l'éducation médicale de quelques jeunes docteurs. En effet, on a de nombreux exemples d'élèves qui, lorsqu'ils ont pu se passer de cette, tutelle ont cherché à décréditer leur maître même chez ses clients. Aussi on peut juger hardiment des qualités d'un jeune médecin, par sa conduite envers ses maîtres et la manière dont il en parle.

Sans doute les hôpitaux sont la véritable école pour former de bons praticiens, si ces établissements étaient convenablement organisés, si leur direction était confiée à des médecins habiles, profondément instruits, possédant à fond l'ensemble des connaissances médicales ; s'ils ne rejetaient pas trop opiniâtrement les innovations reconnues avantageuses. Généralement parlant, les hôpitaux ne rendent pas sous ce rapport tous les services qu'on aurait droit d'en attendre. Mais quand ils seraient établis d'après des plans conformes au but vers lequel on tend, jamais ils ne l'atteindront, tant que les moyens d'exécution seront hors de la sphère des médecins.

En général, le nombre des malades dont ils sont chargés est trop considérable, ils n'ont pas le temps de méditer, de réfléchir sur les maladies qui leur sont confiées, d'en raisonner et d'en approfondir le traitement. Et pourtant quelle matière serait plus susceptible de toute leur application ? Il est quelques hommes de génie dont le coup-d'œil saisit avec la rapidité de l'éclair, et résout les plus graves difficultés, et ne laisse échapper aucune occasion d'enrichir la science, en soulageant les malades ; mais de tels hommes sont rares.

Comme le nombre des jeunes gens qui, après l'entier achèvement de leurs études médicales, sont en état d'entreprendre un voyage est très petit, ceux qui ont joui de cet avantage, veulent s'en prévaloir en toute occasion ; à la vérité, il n'y a rien qui contribue à accroître le savoir d'un jeune médecin comme les voyages ; ils y trouvent, maintes et maintes occasions de faire connaissance avec les hommes les plus instruits, et de former leur esprit à l'observation dans les plus célèbres institutions cliniques. Néanmoins, combien de pays renfermant des trésors de connaissances physiques et morales, d'une très grande utilité, n'ont pas été visités par ces voyageurs, et ne sont pas même inscrits sur leurs tablettes? N'arrive-t-il pas trop souvent que ces jeunes gens ont, avant leur départ, profondément fixé dans leur tête ce qu'ils doivent louer et critiquer dans chaque pays?

Combien de fois le savant dont ils cherchent à recevoir des lumières n'est-il point accablé de leur intrépide bavardage, au point de ne pouvoir ouvrir la bouche? Plusieurs s'attirent même l'adversion des hommes honnêtes; par une indécente critique des coutumes nationales, par des personnalités sur ses confrères dignes de l'estime et du respect le plus profonds, par les narrations d'anecdotes qui devraient être ensevelies dans le plus profond secret, et par une foule d'autres inconvenances. Souvent, pour ne pas dire presque toujours, je puis l'affirmer, les médecins en réputation sont tellement surchargés d'affaires qu'ils n'ont pas assez de loisir pour tenir une conversation de plusieurs heures avec tout voyageur à qui il plaira de frapper à leur porte. C'est ce qui a lieu en Angleterre principalement, où l'accès des hommes en réputation est fort difficile. Outre ce grave désagrément, tous les établissements relatifs à la médecine qui, en Allemagne et en Italie restent ouverts à tous les curieux; en Angleterre et en Ecosse constituent une sorte de monopole pour les directeurs; aussi la cause qui engage les voyageurs à s'y rendre plutôt qu'ailleurs, demeure toujours problématique. Ceux qui en reviennent semblent pourtant, dans la plupart des cas, avoir plus à s'enorgueillir pour le nombre des pièces d'or qu'ils ont déboursées, que pour celui des connaissances médicales qu'ils y ont acquises.

Une branche considérable d'industrie pour les jeunes médecins est celle que leur offre les journaux qui aujourd'hui inondent notre pays d'articles de médecine, sur les objets à la mode. Mais aucune partie d'un art aussi complexe, aussi ardu, aussi vaste, ne peut être traitée sérieusement dans une colonne de journal. Il est peu moral de louer ou de critiquer un ouvrage devant des juges incompétents, tout-à-fait étrangers à la matière. Les conseils hygiéniques sont les seuls qui puissent avec fruits et sans inconvénients être livrés à la publicité. Le métier de journaliste est un métier incompatible avec les occupations d'un médecin, nuisible à sa réputation personnelle, et contraire à la dignité de la profession. Le journalisme, la politique, enlèvent au médecin qui s'y livre des moments précieux qu'il doit à ses malades.

On sait que de nos jours les ouvrages de médecine procurent souvent de grands bénéfices, ce qui excite dans les jeunes médecins la manie d'écrire. Mais ils savent bien que la tentative de publier un ouvrage de leur propre fond n'est pas sans danger, aussi leur paraît-il plus commode de se livrer à la critique des ouvrages de médecine; et sous le voile de l'anonyme de répandre le fiel de leur satire sur les œuvres des hommes les plus illustres, sur les résultats d'une vieille expérience, sur les fruits d'études longues et profondes; sans être appelé à cette noble mission, comme juge compétent, par le sentiment de leur propre capacité, ou par le suffrage de leurs confrères. C'est pourtant l'unique et peut-être le plus court chemin qu'ont à suivre ces misérables écrivassiers; pour déshonorer leur nom dans le public, que de le lui faire prononcer avec celui des hommes pleins de mérite, qu'ils ont eu la témérité de salir avec la fange de leur critique. Dans la plupart des universités, on néglige le principal pour l'accessoire, on a la prétention de former des chimistes, des zoologistes, des botanistes profonds. Mais la zoologie, la chimie, la botanique, au degré de perfection où elles sont arrivées, exigeraient chacune la vie entière d'un homme. La partie des études la moins approfondie c'est la pratique de l'art, et dans la courte durée des études, l'élève peut à peine effleurer cette matière, encore moins suivre les enseignements cliniques qui lui seraient indispensables. On semble avoir oublié cette maxime que pour exceller dans un art, ce n'est pas trop de la vie entière d'un homme. Elle est surtout vraie dans son application à la médecine, où il n'est pas permis de ne pas faire tous ses efforts pour exceller. Oui, tous les instants dérobés à l'art de soigner les malades par un médecin sont des larcins très criminels. L'élève en médecine devrait bien être persuadé qu'un savoir divisé n'est qu'un savoir inutile, imparfait, surtout en médecine; il ne doit apprendre de ces sciences que ce qui est indispensablement nécessaire à sa profession. Quiconque a abandonné le culte de la médecine pour se livrer à une autre profession, ne peut jamais être un bon médecin, et par ce seul fait l'exercice de la médecine devrait lui être interdit. Une des premières conditions des réceptions dans toute bonne organisation médicale, sera que le récipiendaire n'ait exercé aucune autre profession, que tout son temps depuis la sortie du collége ait été exclusivement employé à l'étude de la médecine (1). Celui

(1) Beaucoup de facultés de médecine ont le tort très grave d'accorder le doctorat à des gens qut ont consumé leur plus belles années à apprendre un autre état, qui l'avaient exercé ou l'exerçait encore, ainsi on a vu des prêtres, des pharmaciens, des avocats, des maîtres de langues obtenir un diplôme de médecin. Les gouvernements devraient sévèrement punir un tel abus. Certes, la vie est courte pour l'étude et la pratique de la médecine; ceux qui ne s'y sont pas préparés dès leur jeunesse, ou ne s'y sont pas livrés en temps opportun ou les ont interrompues par un motif quelconque, ne seront jamais que des médecins superficiels, indignes de confiance. Il est impossible qu'il leur soit resté assez de temps, après celui qu'ils ont ravi à l'étude de la médecine, pour y acquérir les connaissances nécessaires, et posséder ce tact médical qui en est le résultat. Que la cupidité entraîne des gens avides, souvent ignorants, à changer leur profession pour

qui en dérobe une partie, par une mesquine vanité, ou pour briller dans un cercle, ou pour se faire un nom dans la littérature; ignore que la plus forte intelligence n'a rien de trop pour embrasser la vaste étendue de l'importante carrière à laquelle il s'est voué. Il n'y a point de milieu dans cette alternative, ou être un bon praticien et n'être que cela, ou un mauvais médecin et un bon littérateur, musicien, artiste, etc. Qu'il sache que les plus grands génies en se consacrant entièrement au culte de la médecine, en ont à grande peine reculé quelque peu les limites. On citera quelques génies exceptionnels qui ont brillé dans une science ou un art autre que la médecine, où ils occupaient un rang éminent, mais on regrette avec raison qu'ils n'aient pas employé toutes les forces de leur esprit, et tous les précieux instants de leur vie à la culture de l'art salutaire. Nous sommes bien éloigné d'interdire aux médecins toutes distractions, au contraire, nous sommes persuadé que leur esprit sans cesse tendu sur des matières abstraites, au milieu des objets les plus repoussants,

une plus lucrative, n'est pas chose extraordinaire, mais il est étonnant que le gouvernement n'ait pas interdit, sous des peines très sévères, l'exercice de la médecine à de pareils transfuges. Ils ont prouvé leur peu de jugement, puisqu'ils n'ont pas su distinguer leur vocation, ils n'en montrent pas plus dans leur nouveau choix, car ils n'embrasseraient certainement pas la médecine, s'ils en appréciaient les nécessités et les obligations. Nous le répétons, la vanité d'auteur est la pierre d'achoppement de beaucoup de médecins; on veut être littérateur à tout prix, mais ce titre n'est mérité que par de longues études qui causent à la pratique de l'art médical, la perte irréparable d'un temps précieux. Comment oublier à ce point, cette sentence du premier aphorisme d'Hippocrate qui suffirait pour l'immortaliser : ὁ βίος βραχὺς, ηχἑηνη μακρὴ (La vie est courte, l'art est long) On essaye de couvrir ce travers en alléguant que les ouvrages ne seraient pas lus s'ils n'étaient écrits élégamment. Il en peut être ainsi pour les ouvrages destinés aux gens du monde; mais la clarté, la concision, la logique, l'utilité, sont les mérites d'un ouvrage de médecine; ils ne manquerent pas à ceux d'un médecin qui aura fait de bonnes études, aura bien réfléchi. Il serait indigne de l'austérité de notre profession d'en exiger d'autres.

continuellement affligé du spectacle des misères humaines dans toute leur nudité, a besoin de quelques délassements ; la conservation de leur santé leur en impose l'obligation. Mais qu'ils se gardent d'oublier que ce sont des délassements, des distractions qui lui sont nécessaires ; qu'ils ne les prennent jamais que dans la mesure propre à rendre la vigueur à leur esprit fatigué, qu'ils choisissent les plus capables de remplir ce but, de façon que leur physique et leurs mœurs n'aient point à en souffrir, qu'ils ne cherchent point à atteindre dans une science ou un art quelconque, une perfection dont l'acquisition nuirait infailliblement à leur savoir médical. Le temps qui n'est pas employé à visiter les malades doit l'être à s'approprier l'expérience d'autrui par la lecture des bons auteurs, car ils doivent savoir tout ce que leurs prédécesseurs savaient. Qu'est-ce, en effet, que l'expérience d'un homme relativement à celle de tous les médecins qui l'ont précédé. Les principes de l'art ne sont que le résultat des observations faites en différents temps et en divers lieux, par des médecins intelligents, le résumé d'une pratique sage et éclairée.

Si je pouvais contribuer par cet opuscule à faire connaître au public les médecins, fidèles observateurs de ces règles, ce serait pour moi la plus douce récompense, le prix le plus flatteur, puisque du choix qui s'en suivrait, dépend le soulagement de l'humanité souffrante.

## SECTION PREMIÈRE,
### De la personne du médecin en général.

## CHAPITRE I.
### De l'extérieur du médecin.

Personne n'a un aussi libre accès, à toute heure, près de toutes les classes de la société, que le médecin, et personne plus que lui n'a une plus grande facilité pour être informé des intérêts et des particularités de beaucoup de familles, quoiqu'elles soient ensevelies dans un profond mystère. On lui découvre souvent avec la plus cordiale et la plus intime confiance, des secrets sur lesquels reposent le bonheur d'un tendre père ; l'époux le plus affectionné lui met entre les mains, avec tout l'abandon, sa chaste moitié ; la mère la plus sévère, une fille chérie. Dans cet état de choses, nul chef de famille ne peut et ne doit être insouciant sur la personne du médecin auquel il donne l'entrée de sa maison. L'habileté dans l'exercice de sa profession n'est pas absolument la qualité unique et exclusive que le public a droit d'exiger du médecin. La pureté des mœurs et cette politesse bienveillante, le plus bel ornement des vertus sociales qui rendent si estimable et si précieux l'homme de bien ; on veut surtout les trouver dans le cœur et dans l'esprit du médecin. L'ensemble de toutes ces qualités des gens bien élevés, du bon ton, se fait souvent deviner par le seul extérieur.

Le proverbe si connu que l'apparence est trompeuse a certainement ses exceptions ; mais elles ont le plus souvent une valeur subjective, c'est-à-dire qu'elles ont leur source plus fréquemment dans le manque d'expérience de ceux qui ont observé et ont ensuite tiré de fausses inductions, que du défaut de ce proverbe. Dans nos rapports sociaux, nous sommes obligés très souvent de juger les hommes sur les apparences. Elles consistent dans la physionomie, dans la mise et dans la manière de vivre.

Tout homme bien organisé possède une sorte d'instinct physionomique, où nous devons chercher l'explication de ce phénomène énigmatique, pourquoi, au premier coup-d'œil, nous sommes irrésistiblement entraînés vers certains individus, tandis que d'autres, après une familiarité de plusieurs années et dans différentes situations et vicissitudes de la vie, ne peuvent jamais obtenir de nous une poignée de main vraiment cordiale. Le sens ou instinct qui guide les animaux qui, dans l'état sauvage, sont obligés de pourvoir à leurs besoins, mangent le chardon sec et aride, et se garderont de toucher aux herbes vénéneuses, quoique pleines de sucs et de fraîcheur. Ce sentiment ou instinct, disons-nous, a souvent excité l'étonnement et l'admiration des naturalistes. Le sentiment qui guide l'homme dans ses différents rapports avec ses semblables, ne mériterait-il pas d'être étudié, analysé? Il est presque toujours la source du bonheur de la vie, bonheur qu'il suce pour ainsi dire goutte à goutte dans la coupe que lui présente une amitié franche et loyale, ou dans celle que lui offre la tendresse d'une compagne estimable et chérie. N'éteignons pas ce jet de lumière bienfaisante, mettons, au contraire, à profit cette sympathie si extraordinaire, principalement dans le choix d'un médecin. Les antago-nistes de l'art physionomique me pardonneront néan-moins, je l'espère, d'effleurer ce sujet, s'ils veulent bien se rappeler que je ne fais que suivre le sentiment d'Hip-pocrate, qui traite de la physionomie du médecin, non pas seulement comme d'une chose accessoire. Ce père de la médecine exige qu'elle soit grave, sérieuse, *pensante*, mais non sombre et austère, parce qu'alors elle pour-rait faire croire à un cœur dur. Il blâme ceux qu'une excessive gaieté porte à rire à tout propos, et devien-nent ainsi insupportables aux malades ; excellente leçon pour ces médecins qui semblent avoir embrassé la pro-fession d'histrions, de bouffons de cour.

La tenue ou la manière de se vêtir du médecin peut contribuer à le faire valoir, sur ce point, je m'en rap-porte à l'opinion d'Hyppocrate qui doit faire autorité; lui aussi recommande la simplicité, la propreté et la dé-cence dans les vêtements : il dit qu'on ne saurait trop fuir ceux qui sont ajustés avec trop de soin et de pompe, mais rechercher ceux qui n'ont rien d'affecté, ni de superflu. La malpropreté est le moyen le plus capable de propager la matière contagieuse ; les médecins peu soigneux peuvent facilement en devenir les véhicules vivants. Trop d'affectation dans la mise, suppose une vanité puérile et une perte de temps considérable pour la toilette ; en effet, il est presque impossible de concilier la qualité d'homme studieux avec les airs d'un fat. Il n'y a rien qui rende le médecin plus agréable et le fasse mieux accueillir que l'avantage de se bien présenter, de le faire avec grace, de savoir observer dans toutes ses actions, surtout au milieu des cercles brillants, ce goût des convenances, cette élégance de manières que l'on désigne sous la dénomination de *bon ton de la société* ; cette qualité est indispensable au médecin puisque par sa profession il est en contact avec toutes les classes de la société, et a souvent affaire aux sommités sociales. Quoique ces prérogatives, chez quelques peuples, par exemple, le Français, soient identifiées avec leur caractère, de telle sorte qu'on pourrait les regarder comme une qualité innée et nationale, il n'en est pas moins vrai qu'elles sont souvent le fruit d'une bonne éducation, sans elle beaucoup de médecins ne posséderaient jamais ces avantages. Une application trop soutenue à l'étude, la vie retirée des séminaires, des colléges et des universités est la plus propre à rendre toujours plus austère l'extérieur des élèves, et à leur faire perdre cette sorte de parfum suave d'une éducation distinguée. C'est ce qui arrive plus souvent dans les universités établies dans les petites villes ou les récréations des étudians sont extrêmement monotones, et où les amateurs des grossières débauches, des tapages bruyants, des criailleries de la populace, gâtent tout ce qu'avait produit une bonne inclination, l'éducation, l'instruction, la lecture. Certains médecins cherchent à se distinguer par des bizarreries, que les gens sensés imputeront toujours à une sorte de charlatanisme, fussent-ils habiles et expérimentés.

A l'apogée de leur réputation, des médecins qui au commencement de leur carrière paraissaient humains, compatissants, étaient accessibles et quelquefois même humbles et rampants, lorsqu'ils se sont enrichis, qu'ils se sont faits une position que l'homme doué de sentiments nobles et élevés devrait seul occuper, deviennent orgueilleux, négligents, impatients et parfois impertinents. Ils découvrent par là toute la bassesse de leur cœur et les vils principes qui les dirigent, et comme le remarque l'illustre Grégory (1), ils causent un grave dommage à la confiance que l'on met dans leur savoir et dans leur habileté.

## CHAPITRE II.

### Des qualités physiques d'un médecin.

Hippocrate a dit : « On aime dans l'extérieur d'un médecin une belle prestance, une stature moyenne, une conformation exacte du corps dans toutes ses parties, car, ajoute-t-il, beaucoup de gens croient que privé de ces qualités physiques, il n'est pas en état de les reproduire chez ceux qui en sont privés par l'effet d'une maladie. » Un médecin de l'ancienne Rome, Asclépiade va plus loin encore qu'Hippocrate, et soutient qu'un bon médecin ne doit jamais tomber malade. Il a justifié cette assertion, car il a atteint l'âge de quatre-vingt-deux ans, et perdit la vie par accident.

Sans vouloir mesurer l'étendue des connaissances d'un médecin sur la circonférence de son corps, on voit aisément qu'une santé ferme et durable est une condition indispensable à celui qui veut remplir les obligations d'un médecin dans toute la vérité et la compré-

(1) Leçons sur les devoirs et les qualités d'un médecin, p. 38.

hension du mot. Que l'on réfléchisse aux travaux d'esprit et aux fatigues de corps d'un homme qui, à toute heure, par tous les temps doit se transporter au domicile de nombreux malades, et y combattre d'abord la mauvaise humeur et les préjugés des malades, de ses parents, des assistants ; lutter ensuite avec les difficultés de l'art, avec les étranges accidents d'une maladie opiniâtre ; le danger d'une maladie contagieuse à laquelle il est exposé, ne mérite-t-il pas d'être pris en sérieuse considération.

« C'est une chose fort singulière, dit Plouquet (1) que des individus atteints d'une maladie chronique, appellent à leur secours un médecin qui souffre du même mal. » Je ne trouve là rien de singulier, mais au contraire, une chose toute naturelle.

Il est une vérité qui a la force d'une axiome, savoir : que toutes nos connaissances sont acquises au moyen des sens ; Aristote a dit, il n'y a rien dans notre entendement qui n'ait été auparavant dans nos sens. Quoi qu'il en soit, il est absolument nécessaire à ceux qui doivent toujours s'occuper à étendre la sphère de leurs connaissances de posséder les sens les plus parfaits ; c'est le cas des médecins plus que de toute autre classe de personnes, puisque leur savoir consiste entièrement dans l'expérience et dans l'observation de tout ce qui arrive hors d'eux-mêmes. Ce n'est que par les sens qu'ils peuvent acquérir la connaissance des maladies, on doit dans le choix d'un médecin faire attention surtout à la bonne qualité des sens.

Une vue courte, aujourd'hui devenue fort à la mode, rend au médecin le diagnostic de la maladie plus difficile qu'on est ordinairement porté à le croire. Beaucoup de maladies produisent certains changements dans les traits qui répandent une vive lumière sur leur carac-

_________

(1) Le médecin, § 21.

tère, mais que les médecins à vue courte n'aperçoivent pas aisément. Plusieurs affections morbides de la peau ne peuvent être reconnues par le médecin myope, qui d'un autre côté est plus susceptible de gagner les maladies contagieuses, obligé qu'il est d'approcher de plus près les malades, et de rester plus longtemps en contact avec eux. Une vue faible et mauvaise est encore très défavorable pour les opérations, et lorsqu'il faut considérer de petits objets ou faire des observations microscopiques. Une vue fine ou au moins bonne, est essentiellement nécessaire, particulièrement pour le diagnostic des maladies de poitrine, de celles de la gorge, du larynx dans l'auscultation, la percussion, la succussion pour apprécier les modifications de la voix. Comment un homme à demi sourd entendrait-il un malade dont la faiblesse est telle qu'il peut à peine articuler? L'organe de l'odorat procure également de grands avantages aux médecins dans l'investigation et la connaissance des symptômes de certaines maladies; il serait à désirer qu'il existât dans le meilleur état possible chez tous les praticiens. Souvent la seule odeur de la sueur annonce l'imminence d'un exanthème, par exemple, l'odeur acide de cette secrétion annonce surtout, chez les nouvelles accouchées la prochaine éruption d'une fièvre miliaire. Il n'est pas rare que l'on soit dans le doute, si dans certaines plaies profondes, l'os sous-jacent est affecté, c'est-à-dire si la dégénérescence putride ou la carie, s'en est emparée. Ce doute est dissipé par la présence d'une odeur spécifique qui seule suffit pour caractériser la corruption ou carie des os. La petite vérole et d'autres maladies ont une odeur particulière. La perte de ce sens n'est pas rare, on l'observe chez les médecins qui passent une grande partie de leur vie dans les hôpitaux, et chez les hommes qui respirent habituellement un air infect, ou qui font un usage immodéré du tabac à priser; raison qui, outre la propreté devrait engager les médecins à se soustraire à cette sale coutume, ou du moins n'en user qu'avec beaucoup de discrétion.

Le sens du goût est d'une très grande utilité au médecin dans l'exploration des médicaments, des aliments préparés pour les malades, mais encore pour la nécessité où il est de s'assurer par son moyen, des diverses sortes d'altérations qu'ont éprouvées les humeurs par la violence d'une maladie, par exemple, le diabétes où souvent les urines sont sucrées.

Le tact auquel, pour ainsi dire, tous les autres sens se réduisent, ne doit nullement être négligé par les médecins; cette assertion n'a pas besoin de preuves. Les médecins doivent donc éviter avec le plus grand soin tout ce qui peut en offenser la délicatesse. Ils se garderont donc de se servir de corps durs, de les manier, de jouer de certains instruments, de s'exercer à la balle; en somme ils s'abstiendront de tout ce qui peut rendre calleux l'épiderme des mains et spécialement celui des doigts. N'attendez pas d'un médecin qui aurait les mains endurcies par une hache ou tout autre outil, un jugement juste sur les pouls, sur les tumeurs, sur l'état, les lesions des viscères du bas ventre, en un mot sur aucun objet qui exige dans son examen, un tact fin et délicat (1).

S'il est vrai que l'âge a une grande influence sur les propriétés physiques de tous les êtres, il doit aussi en avoir sur celles du médecin. Quelques réflexions sur cette matière ne seront donc pas déplacées ici. Je vais rapporter l'opinion du célèbre Zimmermann, afin de

(1) Si je me suis si longuement étendu sur la grande utilité des sens chez les médecins. c'est qu'il en résulte incontestablement cette importante conséquences qu'ils doivent apporter tous leurs soins à leur conservation. Ils savent qu'une grande modération dans les plaisirs de l'amour, la sobriété, la tempérence, le calme de l'ame sont les plus surs moyens d'y parvenir. Est-il quelqu'un qui en doute? Ce n'est donc pas seulement leur devoir, mais leur intérêt, bien entendu, qui leur en impose l'obligation.

prémunir mes jeunes collègues contre les erreurs de ce grand homme. «On appelle communément aussi *expérience*, la connaissance que l'on acquiert d'une chose par la seule intuition réitérée des mêmes objets. Selon ce principe il ne faut qu'avoir beaucoup voyagé pour avoir la plus grande expérience du monde. Un ancien officier aura de même la plus grande expérience possible de la guerre, une vieille garde malade vaudra le médecin le plus expérimenté. Un médecin qui a vu le plus grand nombre possible de malades sera pareillement le plus accompli. Aussi le peuple le préfère-t-il toujours, et sans s'inquiéter de ce qui caractérise la véritable expérience, il accorde à la vieille femme et au vieux médecin, l'estime qu'il devrait n'accorder qu'à une longue et véritable expérience. Le peuple ne demande pas s'il est instruit, pénétrant, homme de génie, mais s'il a des cheveux blancs. Ces jugements inconsidérés ne viennent que de l'idée que les hommes ignorants se font de la vieillesse. »

Zimmermann pose un principe faux, puis il en tire des conséquences aussi fausses; l'expérience, en effet ne se compose pas de la seule intuition des objets, mais des réflexions, des rapports, des raisonnements qui en dérivent, qui sont d'autant plus justes que l'on a réuni un plus grand nombre de connaissances sur ces mêmes objets. Il fait un reproche au peuple aussi peu fondé, quand il le blâme de ne pas demander s'il est instruit, car il faudrait qu'il fût en état de discerner si celui-ci à qui il s'adresserait est en état de juger un médecin, autant vaudrait-il en ce cas juger le médecin même. Le diplôme du médecin est pour lui la garantie de son savoir; pourrait-il penser que le gouvernement mettrait sa vie à la merci d'hommes incapables: il a donc raison de rechercher parmi des gens qu'il a droit de supposer égaux en science celui qui a le plus vécu. L'hommage que son bon sens rend à la vieillesse le trompe rarement.

Je ne nie pas, pourtant, que quelques vieux médecins n'ont pas mérité le triste privilége dû à leurs nombreuses années. Cet abus disparaîtra une fois que les signes caractéristiques du vrai médecin seront répandus dans le public. Qu'un sot orgueil ne nous impose pas au point de nous persuader que nos devanciers qui nous ont fait ce que nous sommes, qui ont élevé l'édifice de la science à la hauteur où il est parvenu n'ont rien vu, rien connu, rien observé, que nous allons créer d'un seul jet toute la médecine et imaginer en un instant l'expérience des milliers de siècles ; respectons ce qu'il y a de plus respectable, ce qui est l'œuvre du temps seul, l'*expérience*.

Quoiqu'en dise Zimmermann, il n'en est pas moins certain que, toutes choses égales d'ailleurs, le médecin vieilli sous les harnois a de très-grands avantages sur celui qui débute dans la carrière et l'espèce de vénération dont le public l'entoure, est un hommage mérité. La réflexion et son jugement l'ont mis en état d'apprécier et d'utiliser les connaissances qu'une longue érudition et l'observation de nombreux malades lui ont fournis. Il les applique avec prudence, circonspection et ce calme de l'ame, compagne inséparable de son âge, enfin il possède une expérience personnelle que rien ne peut suppléer, il s'est formé à l'esprit d'observation et possède ce tact médical si difficile à acquérir. Il faudrait supposer qu'un médecin soit tout-à-fait dépourvu de sens, pour n'avoir pas profité des leçons du temps. Zimmermann a vu le vrai, lorsqu'il vante, à peu de distance, le mérite d'une bonne érudition, c'est-à-dire, limitée, mais réfléchie, approfondie, qu'il soutient qu'on ne peut être bon médecin sans avoir profité par elle de l'expérience de tous les temps et de tous les lieux, chose que rend facile la multiplicité des journaux scientifiques et la diffusion des lumières. Elle seule, dit-il, en la comparant avec l'expérience propre ou personnelle, peut donner les connaissances nécessaires à l'exercice de le médecine. N'est-ce pas faire le plus bel éloge du médecin âgé. En effet, si ses sens ont perdu quelque chose de leur finesse, cet inconvénient peut-il entrer en balance avec les grands avantages que cette expérience lui assure; Zimmermann n'a-t-il pas avancé, d'ailleurs, que c'est moins l'œil qui doit voir que l'esprit. Le reproche de routinier adressé au médecin âgé est tout aussi peu rationnel; conçoit-on par ce mot *routine* l'habitude de prescrire les médicaments qui dans les cas les plus analogues ont eu le plus de succès, d'après l'expérience personnelle et l'expérience d'autrui : elle est louable, si l'on veut faire entendre l'habitude de prescrire machinalement des remèdes sur de simples apparances, elle ne peut appartenir qu'à des hommes dépourvus de jugement; en ce sens l'on peut être routinier même à vingt ans. La multiplicité des journaux scientifique, la facilité et l'étendue des communications, la diffusion des lumières rendent si facile la connaissance de tout ce qui se passe d'intéressant en médecine sur tout le globe, qu'on ne peut supposer qu'un médecin y reste étranger (1).

(1) Il réunit donc les qualités les plus favorables au traitement des maladies ; il saura, comme le veut Zimmermann, profiter de l'expérience, mettre en pratique ce qu'il aura vu, le raisonner, le juger. Ce n'est donc pas sans raison qu'elles ont mérité au vieux médecin la confiance des personnes éclairées, mais même celle du peuple abandonné à son bon sens naturel, et l'antique adage: *Vox populi, vox dei*, n'est pas en défaut ici; est-ce donc à dire qu'il n'y a pas de jeunes médecins habiles, ce n'est pas notre pensée ; l'étude, la lecture assidue et réfléchie des observations, la méditation des ouvrages des grands praticiens, la fréquentation habituelle des hôpitaux, feront acquérir prématurément le talent du praticien. Que l'étude, la maturité, la prudence, la droiture du jugement, l'expérience, décident donc la préférence entre médecins. Zimmermann en écrivant cette diatribe contre les vieux médecins, oublie le respect dû à l'âge, au savoir acquis au prix de tant de labeurs, de fatigues et de périls, il oublie que ces jeunes gens qu'il préconise, seront bientôt vieux à leur tour. Il faut l'excuser s'il n'a entendu parler que de ces médecins décrépits dont

# CHAPITRE TROISIÈME.

## Des qualités morales, de la capacité intellectuelle et du discernement du médecin.

Par contre, les jeunes médecins novices dans la pratique hésitent trop, sont trop timides, trop craintifs, ou sont trop présomptueux, trop hardis, et agissent avec trop de précipitation, ils nuisent également de l'une et de l'autre manière.

Une des principales qualités morales du médecin, c'est la philantropie ou l'amour de nos semblables. C'est cette sensibilité du cœur qui nous fait compâtir aux maux qu'ils souffrent, inspiration divine qui nous porte avec tant de puissance à leur tendre une main salutaire et bienfaisante. Un médecin qui regarde le mal de son malade d'un œil compatissant ne l'abandonne certainement pas avant d'avoir mis en œuvre toutes les ressources de son art. Eloigné du lit du malade, l'état de celui-ci sera l'unique objet de ses réflexions, de ses méditations, et il consultera en sa faveur les auteurs de médecine pratique les plus éclairés, les plus en réputation. Cette philantropie dans le médecin contribue infiniment à le maintenir toujours disposé à étendre la sphère de ses connaissances médicales; leur acquisition n'est plus à cœur au médecin insensible et peu soucieux du bien-être de ses semblables, quand une fois il est arrivé à gagner autant qu'il lui est nécessaire. Ce n'est pourtant pas toujours ce motif qui l'empêche de le faire, mais chez quelques-uns la conviction de leur propre suffissance, chez quelques autres, le préjugé que la science médicale ne peut parvenir à une plus grande perfection que celle qu'ils croient posséder, ont la plus grande part à ce funeste préjugé. On reproche aux médecins d'un cœur trop sensible que, dans l'exercice de

les facultés intellectuelles sont abolies. Combien est petit le nombre des médecins qui atteignent cette époque.

leur profession, ils ne conservent pas toujours la fermeté, le calme qui leur est si nécessaire, et que la vive émotion dont ils sont affectés, les trouble à un tel point qu'ils ne savent plus ce qu'il convient de faire. A la vérité, s'il en était absolument ainsi, le malade serait exposé à ne pas être secouru convenablement, mais généralement parlant, ce reproche est tout-à-fait sans fondement, et pourrait tout au plus s'appliquer à celui dont la sensibilité est exaltée hors de toute mesure, ou à celui qui est en proie à la plus violente émotion, lorsqu'il doit traiter son épouse, son fils, ou un ami intime, même d'une maladie exempte du plus léger danger; d'ailleurs, les médecins naturellement les plus sensibles, parviennent, grace aux scènes si variées et si multipliées des misères humaines dont ils sont à chaque instant les spectateurs, à éprouver les plus vives émotions d'une ame compatissante sans perdre pour cela la présence d'esprit que la situation requiert. Ces émotions sont vraies, naturelles, non simulées, car le vrai médecin porte un intérêt égale aux pauvres et aux riches; loin d'en faire parade, il contient, autant qu'il est en lui, leur manifestation afin d'éviter, bien qu'il les méprise, de fausses et malignes interprétations, il cherchera à causer par ses prescriptions, le moins possible de dépenses à ses malades, sans nuire à leur soulagement.

La tolérance et la patience doivent certainement être comptées parmi les principales vertus d'un médecin, car souvent les personnes les plus douces, douées d'une exquise bonté, deviennent impatientes, intraitables quand elles sont attaquées du plus léger mal. Il est fort difficile de rien faire qui s'accommode à leur humeur. C'est une conséquence de leur maladie qui cessera avec elle, il serait ridicule d'exiger de semblables malades, qu'ils soient dociles, gais : autant vaudrait les prier de ne pas avoir la fièvre. Le mieux est d'opposer la patience, la résignation. Il est rare que le malade dans sa convalescence ne répare pas ses torts , ne lui fassent pas des excuses des désagréments que, dans la violence du mal, il lui aurait fait éprouver.

Il n'est pas rare, non plus, que la mauvaise humeur des malades provienne de toute autre cause que de son indisposition. En ce cas, il n'entre nullement dans le devoir du médecin de supporter avec une humble résignation et une vile tolérance les caprices de cette humeur. Quelques riches personnages croient qu'il leur est permis de manquer d'égards envers leur médecin , parce qu'ils le payent généreusement. Il serait indigne du caractère d'un médecin d'autoriser par une conduite basse , l'arrogance de ces favoris de Plutus , qui s'imaginent souvent que la nature procède envers eux, pour ainsi dire , au rebours de ses lois , parce qu'elle ne leur a pas accordé une complète immunité de maladies , et que parfois elle leur rappelle qu'ils sont aussi des hommes. On en a vu pousser la sottise jusqu'au point d'exiger du médecin d'un ton impératif qu'il ait à les guérir sur l'instant ; malheur à lui si cela n'arrivait pas après la première prescription.

La mauvaise humeur des malades est aussi souvent excitée par cette fatale manie qu'ont les gens du monde de vouloir donner des conseils aux autres sur les moyens de rétablir leur santé , sans avoir la moindre notion du mode d'action des substances qu'ils conseillent sur un corps dont l'organisation leur est tout aussi inconnue. Ils décident avec une assurance, un aplomb imperturbables , les questions les plus ardues , les plus difficiles de la pathologie, qui arrêteraient le praticien le plus expérimenté. Elle serait du moins louable dans son principe , si elle dérivait toujours de cette sorte d'instinct qui nous porte à soulager nos semblables, de cette vive sympathie qui nous fait éprouver à la vue des maux d'autrui une pénible anxiété ; mais la puérile vanité de faire parade de talents dans le plus difficile de tous les arts , de faire croire à des succès que n'aurait point obtenu le médecin qui en fait l'objet constant de ses études, en est souvent la source; le mal qu'elle produit est incalculable.

La modestie, la retenue ou la circonspection, et une discrétion ou inébranlable fidélité à garder un secret sont des qualités sans lesquelles le médecin peut devenir très-dangereux pour la société. Lorsqu'il s'agit de choisir un médecin, il est donc de la plus haute importance d'être bien certain qu'il possède ces qualités morales. Le beau sexe a le plus grand intérêt à veiller sur ce point essentiel.Il y a certaines maladies propres à ce sexe qui, bien qu'elles n'entachent point le caractère moral d'une malade, néanmoins doivent être tenues cachées par respect pour certains préjugés, ou par des motifs de convenances. Il ne faut qu'une recherche inconsidérée, une seule parole équivoque, il suffit même souvent d'un geste trop significatif pour amener des conséquences auxquelles on ne se serait jamais attendu.

Il est heureux que les médecins sans pudeur, qui ont peu de retenue, et ne sont pas assez discrets pour garder un secret, soient aisément connus. Ils se font remarquer par une loquacité excessive; un grand parleur a rarement le temps de mettre ses paroles dans le plateau de la balance, aussi est-il facile que parfois il lui échappe un mot sur l'état de la malade, qu'il ne permettrait pas volontiers que l'on dît de lui, s'il était retenu au lit, dans de semblables circonstances. Rappelons-nous la réponse faite à un médecin grand parleur : *medicum sanantem non loquentem quœramus*. Nous demandons un médecin qui guérisse et non un médecin discoureur.

La coutume de demander au médecin des nouvelles de ses malades, n'est souvent qu'un simple effet de curiosité; mais parfois elle jette le médecin dans un grand embarras, qui, s'il vient à percer, donne lieu à une infinité de conjectures. Par cette raison, il serait bon que l'on n'interrogeât pas le médecin, ou qu'il se dispensât de répondre chaque fois à ces interrogations banales : comment se trouve M....? Quelle est réellement sa maladie? Comment s'en tirera-t-il? Qu'il tâche de donner une réponse évasive, qui ne compromette ni lui ni sa profession, et ne puisse nuire ni à son malade, si elle lui est rapportée, ni à ses alentours. Les demandes de cette nature sont particulièrement dangereuses quand il est question d'une personne qui occupe un poste éminent dans l'Etat, et dont la conservation ou la mort a la plus grande influence sur la marche des affaires publiques.

La tempérance, tant par rapport aux aliments et aux boissons que par rapport à toute autre espèce de plaisir, est un précepte de morale bien plus obligatoire pour le médecin que pour toute autre classe de personnes. Un homme qui, à toutes les heures du jour et de la nuit, doit être prêt à servir le public, et dont les fonctions exigent l'intégrité de toutes les facultés intellectuelles, ne doit absolument être ni vicieux ni intempérant. C'est surtout à l'égard des boissons enivrantes que le médecin doit rigoureusement observer le précepte de la tempérance la plus rigoureuse. Je sais que l'on peut s'excuser sur ce défaut ou le dissimuler, quoique assez souvent la goutte rosée le décèle, je sais très-bien que certains médecins, même dans l'état d'ivresse, par une sorte de routine, écrivent encore des recettes; il n'en est pas moins certain que lorsqu'ils sont dans cet état ou dans l'abattement qui lui succède, les malades qui se confient à eux sont dans le plus grand danger; l'exercice de leur profession devrait leur être interdit.

Nous ne dirons qu'un mot de la gastronomie, ou des excès de table, défaut si général de nos jours, la source la plus abondante des maladies qui affligent actuellement l'espèce humaine. S'il fallait en croire les détracteurs des médecins, elle serait leur péché mignon, nous ne le pensons pas, mais ce qu'il y a de positif, c'est qu'elle ne sera jamais celui des médecins qui voudront conserver la liberté et les forces de leur esprit.

Ce serait une prétention fort injuste que d'exiger du médecin qu'il s'appliquât aux obligations de sa profession avec tant d'assiduité qu'il ne pût disposer de quelques instants pour délasser son esprit. Il faut néanmoins qu'il soit modéré jusque dans ses plaisirs. L'homme en général, particulièrement l'homme de génie, en eût-il la volonté, ne peut pas continuellement fixer son attention sur un seul et même objet. Les érudits qui, jour et nuit, suent sur les livres, excepté quelques rares exemples, sont en général des esprits faibles et superficiels, on les a plaisamment surnommés, les portefaix des lettres. Il en est qui n'ont pas moins que la prétention d'avoir lu tout ce qui a été imprimé sur la matière dont ils s'occupent.

Il en est qui ont la prétention de connaître par leur lecture dont ils s'occupent, ou par leur analyse dans quelque journal, tous les ouvrages publiés jusqu'à ce jour, bien que la vie entière d'un homme suffirait à peine à en parcourir la préface. Que de jugements faux, que de grossières erreurs ne propagent-ils point! On peut dire de leur savoir *rudis indigesta que moles,* car s'ils ont employé beaucoup de temps à lire, ils n'ont pas eu le temps de réfléchir, de méditer, encore moins de visiter des malades.

Une distraction discrète et bien réglée est nécessaire, quand on veut d'ailleurs travailler avec énergie. Toutes les personnes qui se livrent à des travaux intellectuels en ont besoin, mais personne n'y a plus de droit que le médecin, éternel témoin des misères humaines. Le divertissement qu'il préférera, auquel il consacrera ses moments de récréation, n'a aucun intérêt particulier pour le public. Qu'il joue, qu'il chante, qu'il monte à cheval, etc., pourvu qu'il en choisisse un tel que ses facultés physiques et morales n'en soient point altérées, qu'il ne devienne jamais une passion, mais une simple récréation. Celui qui l'éloignera le moins de chez lui, en général, sera le plus convenable.

Il n'y a pas de science qui exige un esprit aussi étendu que la médecine. Jusqu'à présent, les médecins n'ont pas de règles précises pour déterminer leur conduite dans quelques cas abstraits. Ils doivent se conformer au langage de la nature, si mystique qu'il puisse être; c'est un talent que possèdent seulement ceux qui ont acquis les connaissances les plus étendues, et sont doués d'un excellent discernement. La seule érudition est insuffisante, et des médecins médiocres au lit du malade ont fait rougir les médecins les plus érudits, les plus savants en théorie. Cette prérogative n'est pas absolument l'œuvre de la seule expérience, mais le plus souvent d'une certaine facilité à connaître d'un coup-d'œil les rapports des objets qui s'offrent à nos sens, et à juger avec justesse leur enchaînement; cette faculté suppose, nous le répétons, une grande perspicacité, et ne peut s'acquérir au moyen de la seule expérience.

La manière de découvrir dans un médecin cette prérogative ou ces qualités essentielles, est sujette à bien moins de difficultés qu'on ne le croirait de prime-abord. Un homme habile, doué de sagacité, d'un raisonnement juste, laisse apercevoir ces qualités non seulement dans les objets qui appartiennent à la médecine, mais encore dans tous les objets qui lui sont étrangers. Avant donc de se décider sur le choix d'un médecin, on doit examiner soigneusement, quand il y a possibilité, s'il porte sur les autres objets un jugement clair et exact, et s'il en parle avec justesse. Si les jugements qu'il énonce sont faux, on peut avoir l'entière certitude que ceux qu'il porte en médecine le seront aussi, alors il faut se désister d'un pareil choix. L'auteur d'un ouvrage devenu classique : *de l'art de la conversation*, M. Knigge, ce profond observateur avait déjà donné ce conseil: « la nécessité, dit-il, t'oblige-t-elle à recourir à un médecin, et veux-tu le choisir ; prends bien garde avant tout, s'il possède un entendement lucide, s'il raisonne avec clarté, avec impartialité et sans préjugés sur les objets dont il parle. » Il est vraiment inconcevable comment des gens, qui d'ailleurs ont beaucoup de discernement et de savoir, soient assez mal avisés sur ce point pour se décider à confier imprudemment leur vie à des individus qu'ils sont persuadés avoir peu de capacité. Combien de fois n'arrive-t-il pas d'entendre ces expressions : *Mon docteur n'a pas inventé la poudre, mais il sait parfaitement son métier...* Comment cela serait-il possible ? ne se présente-t-il pas au médecin des choses sur lesquelles, pour porter un jugement à propos, il faut la plus grande perspicacité ? Qu'attendre d'un médecin qui suit invariablement une aveugle routine ?

Il n'est personne à qui une bonne mémoire soit plus nécessaire qu'au médecin, ses principales connaissances lui viennent de la confrontation des différentes observations qu'il a recueillies dans sa pratique, il est donc bien avantageux qu'il soit doué d'une heureuse mémoire et la cultive soigneusement. La proposition que la mémoire est en raison inverse du jugement doit s'entendre de celle qui consiste à retenir les mots plutôt qu'à apprendre et à saisir les choses, à la faculté de se rappeler celles qui ont une fois été classées dans notre entendement. Néanmoins cette règle souffre des exceptions, Haller offre un exemple frappant d'une pareille exception. A l'intelligence la plus lucide, à une force de raisonnement bien rare, il joignait une mémoire si étendue qu'il se ressouvenait des choses les plus insignifiantes. Une fois à Goëttingue, en compagnie de ses amis, il récita mot pour mot plusieurs pages d'un roman populaire qu'il avait lu dans sa première jeunesse, et n'avait jamais touché depuis. Dans un âge fort avancé il reçut une violente percussion dans une chute, la

crainte que la commotion éprouvée par son cerveau ne lui
eût fait perdre la mémoire, fut la première pensée qui
lui vint à l'esprit; afin de s'en assurer, il la mit sur le
champ à l'épreuve en répétant tous les noms des fleuves
qui vont se décharger dans le Mississipi.

L'amour de son état élève le médecin qui en est animé
fort au-dessus de ces médecins malheureusement trop
communs, qui exercent leur profession comme une
branche de commerce, elle fixe sur lui le choix de bien
des honnêtes gens. Il en suit les progrès avec zèle, pour
ainsi dire pas à pas, profite de toutes les découvertes
faites par les hommes de génie qui ont acquis des titres
à la reconnaissance de l'humanité souffrante par le soulagement qu'ils ont apporté à ses maux. Le médecin qui
exerce sa profession seulement dans la vue d'amasser
des richesses, dès qu'il possède, sans l'avoir mérité, un
revenu considérable ou une injuste réputation, re-
nonce à acquérir de nouvelles connaissances, et par
envie suscite toutes sortes d'obstacles aux autres. Que
si un hazard bien rare, leur a fait faire une découverte,
ils ne se proposent de la rendre publique que lorsqu'ils
se flattent qu'elle leur ouvrira une nouvelle source de
richesses.

Quelques médecins dans leur jeunesse ne sont pas
sans prédilection pour la science qu'ils cultivent, mais
ils la perdent dans un âge avancé. Cette vérité se trouve
confirmée par l'exemple de ces médecins qui ont dans
les grandes villes une clientèle fort étendue. Ils emploient toute la journée à visiter des malades, le soir ils
reviennent tellement fatigués qu'ils ne peuvent se livrer
à aucun travail intellectuel, tout au plus s'occupent-ils
du calcul de leur gain journalier qu'ils transportent
sur leurs livres.

Par ce motif leurs connaissances restent toujours au
même point; cependant la science fait des progrès, ils
restent ainsi toujours au-dessous du niveau. Ils essaient

souvent à se venger de leur infériorité, en cherchant à tourner en ridicule les améliorations survenues, ou ils affectent de les mépriser.

Il serait bien à plaindre le malade qui serait entre les mains d'un médecin dominé par une passion violente, eût-il même de grands talents. Qu'attendre d'un débauché qui en tàtant le pouls penserait à une fille d'Opéra? Croyez-vous qu'un joueur qui vient de perdre sa fortune dans un tripot ou dans une crise de bourse ait l'esprit assez tranquille pour choisir judicieusement la combinaison des moyens les plus favorables à son salut? Le médecin éclairé, doué d'une piété douce et bienveillante est un ange consolateur qui guérit à la fois le moral et le physique de ses malades; il tire un grand parti de l'influence de l'un sur l'autre. Autant il est à rechercher, autant le médecin fanatique est dangereux par les frayeurs qu'il leur inspire, par les maux dont il les menace. On a vu des religieux chargés du soin des malades dans un hôpital d'Italie, pousser la barbarie jusqu'à laisser mourir sans soins les malades atteints de maladies vénériennes, parce que, suivant eux, c'était un juste chàtiment de leur débauche. Les hypocrites qui couvrent leur ambition ou leur cupidité du manteau de la religion sont encore plus à redouter, on en a vu se donner pour des apôtres chargés de la part de Dieu, de la mission de guérir les hommes.

Toutes les passions violentes troublent l'esprit et lui font perdre le calme nécessaire à ses opérations; elles absorbent la majeure partie du temps de ceux qui en sont dominés, il leur en reste peu à donner aux études médicales, et à l'observation des maladies. Nous ne nous appesantirons point sur la folie qu'il y aurait à confier sa santé à des hommes qui inspirent tout autre sentiment que la confiance. Ne prenez donc jamais un médecin qui n'aie pas sû maîtriser ses passions.

Il est une autre classe de médecins qui savent la ga

gner, sans la mériter, ce sont les médecins beaux-esprits, littérateurs. Ils ont le grand avantage de s'emparer du moral de leurs malades, de les rassurer, de les consoler, de les persuader. Mais un emploi de temps considérable, de longues et profondes études aujourd'hui sont indispensables pour former un littérateur, et la vie entière suffit à peine à la science médicale. Où aboutit donc cette orgueilleuse prétention d'être à la fois littérateur et médecin, à n'être que très médiocrement l'un et l'autre, ou tout à fait l'un, et pas du tout l'autre. Ecoutez ces beaux esprits dans les cercles, dans les réunions académiques, mais non quand vous êtes retenus au lit par une maladie grave. Est-ce à dire qu'un médecin ne doive pas écrire ? Loin de nous cette pensée. Mais le véritable médecin, j'entends celui qui se livre uniquement au traitement des maladies n'aspirera point à la gloire d'être littérateur, s'il veut s'acquitter consciencieusement des devoirs que sa profession lui impose, il se contentera de publier ce qu'il croira utile à ses progrès, d'une manière simple, claire et concise. Méfiez-vous encore plus de ces compilateurs éphémères débitant la science en détail, au rabais. Ils sont trop occupés à déguiser leurs plagiats continuels, trop absorbés, par leur spéculations littéraires pour songer sérieusement à leurs malades. Ils ont assez à faire de soigner leurs abonnés, leur devise est *gagnons de l'argent*, *advienne ce que pourra*. Ils s'enrichissent, d'accord, mais jamais ils n'enrichiront la science qu'ils dépècent et défigurent à caprice et selon leur intérêt ; ces flibustiers de la science font un grand mal, en ce qu'ils empêchent de lire les auteurs originaux. Dans la vue de masquer leurs plagiats, ils dénaturent ces auteurs, souvent les traduisent mal, ou les mutilent maladroitement pour les faire entrer à toute force dans le cadre qu'un intérêt mercantile leur a fait adopter. Incapables qu'ils sont de rien produire d'eux-mêmes, ils s'approprient audacieusement les dépouilles des travailleurs consciencieux qu'ils découragent et ruine en les privant des bénéfices mérités. Ces êtres cupides sont méprisables autant que sont dignes de notre estime et de nos égards les hommes laborieux qui consacrent leurs veilles à l'avancement de la science, mais travaillent sur leur propre fonds, sans jamais s'approprier le fruit du labeur d'autrui. Ces compilateurs peuvent faire des dupes, mais jamais des médecins, que ceux qui veulent le devenir soient bien convaincus que la lecture d'un auteur classique, d'un Sydenham, d'un Stoll, par exemple, les instruira plus et développera plutôt en eux le talent médical que celle de mille compilations.

Il ne serait pas moins dangereux de se mettre entre les mains d'un médecin infatué d'un système. Les systématiques veulent, à toute force, plier la nature à des idées préconçues, à des théories irrationnelles. Ils ne sont plus les ministres de la nature, mais des tyrans qui, loin de l'aider, de la diriger, prétendent la subjuguer, l'asservir à leur joug ; ils la détruisent plutôt que de déroger à leur méthode de traitement. Les inventeurs et les partisans d'un système quelconque ne manquent jamais d'arguments bons ou mauvais pour le soutenir. Il est pénible de voir que tous en appellent à l'observation et invoquent les plus beaux résultats cliniques. Malheureusement ces beaux résultats ne sont jamais confirmés par une expérience éclairée, impartiale et désintéressée. Il est rare qu'ils survivent à leur système, qui ne tarde pas à disparaître pour faire place à un autre, qui subira le même sort.

Tout opposés à ceux-ci, sont les médecins qui embrassent successivement tous les systèmes, toutes les théories, les défendent avec chaleur quand ils jouissent d'une certaine vogue, et les quittent bientôt pour un autre. C'est une preuve sûre d'un esprit versatile, d'un

jugement faux et parfois d'une cupidité effrénée. C'est
assez dire qu'ils sont loin d'avoir des titres à l'estime,
encore moins à la confiance. L'amour de la nouveauté,
du merveilleux, l'illusion d'une vie séculaire , font la
fortune des systèmes, des théories nouvelles, même des
plus absurdes ; on les embrasse souvent sans y croire (1).

Celui qui dénigre ses confrères ne mérite pas moins
de mépris, mais celui qui, contrairement aux lois de la
morale et aux règles des convenances, cherche à le sup-
planter est plus coupable encore (2). Non seulement ils
font tort à des collégues qu'ils devraient, au contraire,
favoriser, mais il nuisent a leur considération propre et
à la dignité de la profession, et ce qui est encore plus fa -
cheux, ils portent un grave préjudice aux malades en
leur enlevant l'avantage inappréciable d'une confiance
entière, complète, absolue. On croit que Pythagore
avait défendu à ses disciples de s'immiscer dans les affaires politiques , nous conseillerons volontiers aux
médecins de suivre ce précepte, si ce n'était souvent un
devoir que chaque citoyen est obligé de remplir, du

(1) Celui qui prône partout les cures admirables qu'il a faites , qui
se vante de guérir des maladies incurables, se range au nombre des
charlatans.

(2) Est-il nécessaire de prémunir le public contre ces médecins qui,
pour se procurer des clients, ont recours à la ruse, à de viles et basses
intrigues, aux expédiens les plus honteux, tels que les annonces dans
les journaux, les placards et affiches sur les murs, la distribution de
cartes et d'opuscules dans les rues, la vente des remédes secrets, une
entente frauduleuse avec les pharmaciens, les herboristes, de prétendues somnanbules, etc. D'autres sont assez vils pour s'associer à des
charlatans. Ils ne méritent pas seulement le mépris, mais l'application
de lois sevéres, puisqu'en définitive,'de pareils abus tendent à la des-
truction de la population. En les employant, ils dévoilent par ces honteux moyens leur incapacité, la bassesse de leurs sentiments et l'impossibilité où elle les place de subvenir à leur subsistance par une conduite
honnéte et probe, eussent-ils même des talents et des sentiments , ils
seraient encore à fuir à cause de leur cupidité. Il en est qui ne rougis-
sent pas de faire la cour aux valets, aux servantes, afin de s'introduire
chez les maîtres ; enfin on en a vu spéculer sur leur propre sang, en
épousant, par l'appât d'une forte dot, des femmes bossues, rachitiques,

moins ne faut-il y employer que le **temps nécessaire,**
quand ou ne peut s'en dispenser; le bien des **malades**
exigerait sans doute qu'il en fût ainsi. Les médecins qui
seraient persuadés qu'ils seraient plus utiles dans cette
carrière qu'en pratiquant la médecine, ferait sagement
de renoncer à leur clientèle, et celle-ci de ne **plus les**
appeler. Car il est certainement très-difficile de fournir
à la fois ces deux carrières.

Néanmoins, il serait important que des médecins
concourussent à la confection des lois; que de **maux,**
de maladies, d'infirmités, de désordres n'éviterait-on
pas en obtempérant à leurs conseils? S'il en eût été
ainsi, verrait-on l'espèce humaine dégénérer si rapidement, les populations débiles, maladives, démoralisées?
Les gouvernements eussent-ils encouragé, au lieu de le
réprimer, l'usage immodéré du vin et de liqueurs spiri-
tueuses, plus pernicieux encore, qui détruisent les qualités physiques et morales de l'homme? Par les mêmes
motifs n'auraient-ils pas fait les plus grands efforts
pour diminuer la consommation du tabac, du café et du
thé? Pourquoi les belles institutions hygiéniques trans-
mises des Egyptiens aux Grecs, de ceux-ci aux Ro-
mains n'ont-elles pas été conservées? Pourquoi, comme
ces derniers, ne donne-t-on pas au bas peuple des bains
tièdes pour quelques sols, puisqu'on a retrouvé dans les
puits artésiens la manière d'avoir avec peu de dépenses des quantités immenses d'eau chau.e? N'est-il donc
pas possible de remplir les trésors de l'Etat sans sacri-
fier la santé des hommes.

En résumé, les qualités qui doivent déterminer dans
le choix d'un médecin sont : la probité, la discrétion,
l'amour de l'humanité, l'indulgence pour les autres, la

bien qu'ils dussent s'attendre à procréer des enfants infirmes, contre-
faits. Comment se persuader que des gens dépourvus de talents, et
aussi avides s'occuperont sérieusement de votre santé, lorsque leur
unique pensée est de gagner de l'argent?

sévérité pour soi, un entier dévouement à son art, un zèle ardent pour ses progrès, auquel il consacrera tous les instants que lui laissera l'assistance des malades, des mœurs simples, douces ; un caractère désintéressé, indépendant, sans fierté, qui alliera la patience au courage, la fermeté à un jugement solide, sain, un raisonnement sûr et prompt, une imagination modérée qui ne se laisse séduire par aucun système.

*Le bonheur du médecin* est tellement devenu le sujet de la croyance et des discours du peuple que quelques paroles sur ce sujet ne paraîtront certainement pas superflues. Le hazard donne à quelques médecins la réputation d'un Hippocrate, et à d'autres fort habiles l'apparence de la médiocrité. J'accorde tout cela ; mais je suis aussi très-persuadé que la ressemblance due au hazard, ne peut être d'une longue durée et que l'une et l'autre apparaîtront sous leur véritable aspect aux yeux d'un homme éclairé. Un général inexpérimenté, une mazette aux échecs, pourront une fois battre une personne habile; mais dans les luttes réitérées, cette bonne fortune, cet heureux succès se dissiperont comme les brouillards devant le soleil. En effet, j'ai connu un habile chirurgien qui, à son arrivée dans une ville, éprouva les plus grands revers dans ses premières cures. Ce n'était pas sa faute, mais le hazard lui avait mis dans les mains des malades qui ne pouvaient guérir. Peu après, dans une pratique fort étendue, il donna les preuves les plus éclatantes de son habileté. Supposons qu'un médecin sur vingt malades atteints de fièvre nerveuse, en perde un seul, il sera réputé un *médecin heureux*. Mais supposons que, de ces vingt malades, ce soit le premier qui succombe, ce qui ne détruit pas la première proportion, alors il est *malheureux*, sans être, pourtant, ignorant et inexpérimenté. Il résulte de là que la constance de la bonne fortune seule démontre l'habileté du médecin, tandis que sans elle, la fortune ne peut être durable ; il faut donc se garder de porter un jugement sur le bonheur ou l'habileté d'un médecin d'après un petit nombre de cures bien ou mal réussies. Nous ne pouvons nous empêcher de présenter ici une réflexion, c'est qu'il faut que l'amour de la vie, l'envie de guérir, rende bien crédule et obscurcisse grandement le jugement pour qu'il y ait des gens qui se laissent prendre aux piéges grossiers des charlatans. Le mépris du déshonneur, l'avidité, la soif des richesses, les basses manœuvres qu'ils emploient pour la satisfaire, leur imprime un cachet indélébile ; ils se soucient fort peu de ruiner une santé qu'ils promettent de rendre. Le médecin qui s'associe avec eux, s'assimile à eux, est plus méprisable sans être moins dangereux.

Terminons ce chapitre par ces remarques très-sensées de Consbruch. L'art du médecin consiste à gagner et à conserver la confiance de ses malades ; il dépend moins de ses connaissances, de son érudition que d'un certain tact, d'un *savoir faire*, qui se signale par une éducation libérale, par un esprit philosophique, par la connaissance du cœur humain, par certains procédés remarquables ; tantôt par une sage condescendance, tantôt par une inflexible fermeté, prenant parfois plus à cœur l'intérêt de ses malades et redoublant de soins, d'autres fois ayant l'air de les négliger et d'en être peu jaloux.

Cet art s'acquiert difficilement, surtout à un certain âge, il se fonde sur des qualités et des talents, en partie innés, et en partie acquis dans la jeunesse et perfectionnés dans l'âge mur, qui doivent être accommodés aux circonstances et modifiés sous certains rapports.

## SECTION DEUXIÈME:

### Des devoirs du médecin envers ses collègues.

Dans aucune classe d'hommes adonnés aux sciences

et aux arts, il n'y a autant de désunion, d'opposition que parmi les médecins. C. Agrippa leur avait déjà adressé ce reproche d'un ton un peu raide. Comme les altercations, les disputes, le désaccord, non seulement rendent les médecins méprisables aux yeux de tout homme raisonnable et honnête, mais ont encore les plus funestes influences sur le bien des malades, on doit donc rechercher avec grand soin dans le choix d'un médecin, quelle est sa manière de se conduire avec ses collègues ; elle fait connaître ordinairement jusqu'à l'évidence son caractère. Un praticien qui s'estime et a le sentiment de ce qu'il vaut, ne cherchera jamais a acquérir de la réputation et à gagner la confiance aux dépens de l'honneur de ses collègues. Des hommes sans talents, sans capacités, ont seuls besoin de recourir à de pareils moyens ; dans l'esperance de se distinguer, tous les moyens leur sont bons ; ils foulent aux pieds les lois de l'équité, les règles de la morale, les exigeances des convenances et l'intérêt même des malades.

On répète que le meilleur médecin est celui qui se trompe le moins, on dirait avec autant de raison que le médecin habile, expérimenté se trompe très-rarement, quoique la science soit très-ardue, et ne comporte pas par sa nature une certitude mathématique ; c'est qu'il n'abandonne rien au hazard, obéit aux indications, s'appuie toujours sur de nombreux précédents ; que s'il prescrit un agent pharmaceutique dont les effets sont incertains, il le fait de manière à ne point préjudicier, ou il demeurera dans une sage expectative. Cependant on juge ordinairement son habileté sur l'issue de la maladie sans réfléchir que souvent c'est la manière de tirer la plus injuste et la plus fausse des conclusions. On mesure l'habileté d'un avocat sur la puissance de sa parole et la force de son argumentation, et non sur l'issue du procès, et celle d'un pilote, sur la manière dont il conduit le gouvernail, non selon l'issue de l'expédition. Le médecin n'aurait-il donc pas un égal droit à un semblable procédé de la part du public qui s'érige en juge de de sa conduite et prend ordinairement le succès de sa méthode de cure pour base du jugement qu'il porte de son habileté, dans le traitement des maladies? Il faut avouer, pourtant, que certains docteurs, par une conduite inconvenante envers leurs collègues, ont induit le public à tirer de semblables conséquences. A peine leurs collègues viennent-ils de perdre un malade qu'ils se donnent toutes les peines du monde pour persuader à tous ceux qu'ils fréquentent qu'on l'a tué par des remèdes qui ne sont plus en usage. On ne rencontre que trop de gens portés à mal parler et à mal penser, qui répètent ces infâmes propos, et il arrive qu'un médecin bien que très habile et très expérimenté, après une seule cure, conduite avec toute la sagacité et le discernement possibles, suivant toutes les règles et tous les principes de l'art, voit sa réputation faire naufrage; les médecins eux-mêmes détruisent donc la réputation de leurs confrères.

Jamais un médecin honnête et raisonnable ne jugera la conduite de ses collègues, dans la cure d'une maladie, sans en avoir été témoin occulaire, en ce cas, il procédera avec toute la prudence et toute la délicatesse, afin de ne pas flétrir, par un jugement précipité, l'honneur de ses confrères, et de n'exciter aucune dissention. Ne voit-on pas tous les jours deux médecins des plus expérimentés occupés à réfléchir des heures entières sur une maladie grave et compliquée, à en rechercher la nature et à se communiquer réciproquement leur avis, sans parvenir à en connaître avec une parfaite exactitude l'état actuel, et déterminer les remèdes les plus convenables? Tout homme dont l'esprit est libre de préjugés ne sera-t-il pas convaincu qu'un médecin qui se conduit ainsi est un homme dépourvu de bon sens, de sentiments et de loyauté! tous les honnêtes gens le fuient parce que celui qui épanche aujourd'hui sa bile contre un confrère, demain ne respectera pas non plus l'honneur de son client, et le sacrifiera sans pudeur et sans honte, si son intérêt l'y convie.

Ce n'est pas que les médecins se fassent toujours une guerre ouverte, il en est beaucoup qui, se sentant trop faibles pour tenter une agression patente, tâchent de leur nuire d'une façon moins périlleuse pour eux. Ceux qui ne se sont fait aucun nom dans les sciences, qui n'ont donné aucune preuve de savoir, et veulent pourtant attaquer un homme instruit et d'un mérite reconnu, usent de cette méprisable astuce. Ils cachent leurs traits empoisonnés sous les ornements de la louange, et s'écrient du ton simulé de la compassion : *Quel malheur que cet estimable collègue ne soit pas aussi bon praticien qu'il est excellent médecin.* Croirait-on que de misérables *médicastres* eurent l'audace d'adresser ce reproche à une des lumières de l'art. Le médecin est-il étranger, ils lui reprocheront de ne pas connaître l'influence du climat. Zimmermann, Dehaen éprouvèrent de semblables désagréments.

C'est la jalousie de quelques médecins qui est la cause du reproche banal qui leur est adressé de n'être jamais d'accord. Hors le cas de ces misérables rivalités, ces dissidences ne sont qu'apparentes et sont bien plutôt l'effet de l'ignorance de ceux qui le leur reprochent, qu'à un véritable dissentiment. Les plus légères connaissances en médecine feraient connaître qu'en réalité elles n'existent point. Ils sont généralement d'accord sur le genre d'une maladie, sur le traitement le plus efficace à lui opposer. S'il se manifeste quelque divergence, elle porte sur des circonstances accessoires, par exemple dans la préférence accordée à un médicament sur un autre parce que tous deux possèdent les mêmes vertus, sauf quelques nuances presque imperceptibles. Le charlatanisme profite de ces malentendus, de ces erreurs ; en Allemagne, elles ont été victorieusement combattues par l'institution, dans les colléges, des cours d'antropologie, où l'on enseigne à l'homme son organisation, les fonctions qu'elle exécute, les moyens de conserver sa santé, enfin les principes sur lesquels reposent la médecine. Vous ne verrez point un homme qui aura étudié la médecine, qui aura observé suivi des malades dans les hôpitaux, douter de la puissance de son influence, mais il est bien plus facile de la critiquer, de la ridiculiser, que de l'étudier, d'en observer les effets. On sacrifie ce qu'il y a de plus respectable à la sotte vanité de vouloir paraître ne rien ignorer, à la satisfaction de lancer un sarcasme spirituel, sans s'apercevoir qu'en affaiblissant la confiance dans la médecine, on lui ôte une grande partie de sa puissance, et qu'on enlève aux malheureux malades le seul bien que souvent il leur reste, l'espoir. N'est il pas déraisonnable d'exiger de la médecine une certitude absolue, qui ne se trouve que dans les mathématiques. Les jurisconsultes, les diplomates, les stratégistes, les chimistes, les agriculteurs sont-ils toujours d'accord, en conclura-t-on que l'étude de ces sciences est infructueuse ; l'obscurité dont est enveloppée quelques points dans leur théorie, n'autorisera jamais l'homme sensé à les tourner en ridicule. Il est même des gens assez insensés pour faire des objections au médecin, auprès du lit d'un malade, ou de l'étourdir des plus sottes questions, des propos les plus indiscrets.

Comment se conduiront les médecins, quand ils se rencontreront avec des confrères qui auront embrassé par conviction ou par tout autre motif les systèmes les plus absurdes. Chercheront-ils à leur prouver que tout ce qui est contraire aux lois du monde physique et moral est contraire à la raison ; que toute explication qui n'est pas d'accord avec elle doit être rejetée ; que les faits que l'on prétend expliquer par d'absurdes hypo-

-thèses, doivent être ramenés à ces mêmes lois, ou laissés sans explication. C'est ainsi que les cures miraculeuses des homœopates et des magnétiseurs qui font une si vive impression sur le peuple toujours crédule et ami du merveilleux, parce qu'il est ignorant, trouvent leur explication dans les moyens hygiéniques et dans la force de l'imagination. Mais il semble que l'esprit de l'homme a horreur du vide, à défaut de vérités, de réalités, il se remplit d'hypothèses, de chimères. Mais la science n'est que le résumé des faits, de l'expérience, les théories ne sont que les déductions rationnelles qui en dérivent ; et cependant, bien des gens portent la sottise au point de prétendre résoudre à l'instant les problèmes de médecine les plus ardus, sans avoir la plus légère teinture des lois de l'organisme, de ses fonctions, des organes qui les exécutent.

Certains médecins choisissent principalement les consultations pour leur champ de bataille, aussi est-il très facile d'acquérir une connaissance parfaite de leur caractère, quand on observe avec grand soin leur conduite en ces occasions. Elle dégénère trop souvent en vaines discussions, peu profitables au malade. Il n'en arrive point ainsi dans les consultations où le médecin ordinaire expose fidèlement l'histoire de la maladie au médecin appelé en consultation, indique les remèdes employés jusqu'alors, l'instruit avec exactitude de leurs effets, puis écoute avec patience l'opinion de son collègue sur la nature de la maladie, et le plan de cure qu'il propose, et quand quelque point fait naître des doutes, se soumettent tous deux avec une sorte d'humilité scientifique à la décision d'un troisième dont le mérite et le savoir sont parfaitement connus de tous deux. De semblables consultations sont tout-à-fait dirigées vers l'avantage de l'humanité. Je pense tout différemment de ces consultations dans lesquelles interviennent plus de trois médecins. D'ordinaire, il y a trop de confusion, et on finit par ne rien conclure. Chacun prend ses honoraires, et le malade reste *in statu quo*. D'ailleurs, comme la pluralité des voix l'emporte et que les bons médecins sont toujours en minorité, on peut facilement pressentir que le résultat ne sera pas fort avantageux au malade.

Le médecin consultant a toujours un grand avantage sur le médecin ordinaire, avantage dont il ne doit pourtant pas abuser, s'il ne veut violer les devoirs et les principes d'un honnête homme; c'est à lui qu'appartient la critique ou l'approbation de la conduite du médecin ordinaire; qu'il ait ou non raison de le faire. En effet, si la maladie se détermine bien, que le malade guérisse, on attribue cette heureuse terminaison aux mesures adoptées dans la consultation; si le malade meurt, le consultant alléguera qu'elle a été faite trop tard; ce qui, du reste, arrive le plus souvent. C'est un procédé indigne d'un homme probe et délicat, d'approuver devant lui la conduite d'un confrère, et de le blâmer hors de sa présence.

On a prétendu que pour s'épargner les désagréments des contradictions, les médecins agissaient plus d'après les inspirations de l'intérêt privé que d'après les règles de la bonne foi : De là cette mauvaise plaisanterie, *Passez-moi la rhubarbe, je vous passerai le séné*, comme s'ils n'avaient d'autres moyens de s'accorder que de consentir mutuellement à l'administration de remèdes qui ne leur paraîtraient pas indiqués. Les résultats d'une consultation doivent être des lois sacrées et inviolables, dont il n'est par permis de s'écarter, sans les motifs les plus pressants, les plus positifs. Cependant il est arrivé que le médecin ordinaire, après être tombé d'accord sur tous les points avec le médecin consultant, n'en a pas moins persisté, dans sa vieille routine, malgré tout ce qui avait été arrêté dans la consultation. Cette manière d'agir n'est point excusable, car le médecin qui ne veut pas exécuter les prescriptions d'un consultant, est tenu d'abandonner le malade aux soins d'un autre médecin.

Quelquefois il arrive qu'après la consultation, la maladie s'améliore comme on le dit, à vue d'œil, quoiqu'on n'ait fait aucun changement important dans la méthode de traitement. Le médicament administré aura seulement été changé dans sa couleur ou dans sa saveur par l'addition de quelque sirop. Le calme se rétablit dans le moral du malade par la formalité de la consultation, par l'accroissement de la confiance dans les médicaments proposés et approuvés pas des médecins en grande réputation, jouissant d'une considération méritée, telles sont les causes qui contribuent à ce résultat d'une façon surprenante. Il n'est pas rare que le malade soit déjà entré dans la voie de l'amélioration, même avant la consultation, ou bien qu'il soit survenu quelque circonstance accidentelle qui ait agi sur le malade d'une manière favorable. Si plus tard le malade ou ses parents font connaître au médecin ordinaire, de quelque manière que ce soit, qu'ils regardent l'heureux succès du traitement comme un résultat de la consultation, ils commettent une véritable injustice qui doit mortifier l'homme honnête. A ce sujet, je me rappelle une anecdote curieuse que je crois à propos de communiquer au lecteur. Un malade de la religion juive se faisait traiter par un médecin son coreligionnaire. Un long temps s'était écoulé sans qu'il eût obtenu de soulagement, il se détermina à faire une consultation, à laquelle un professeur chrétien fut prié d'intervenir. Celui-ci approuva entièrement la méthode de traitement entreprise par le médecin ordinaire, et ne jugea pas convenable de rien faire, sinon quelques changements insignifiants dans les prescriptions. Mais, à peine le malade eût-il pris quelques cuillerées de la mixture nouvellement prescrite, qu'il se sentit aussi soulagé, et, plein d'indignation , il dit à son médecin ordinaire : Pourquoi ne m'avez-vous pas donné ce médicament dès le principe de ma maladie ? Si vous étiez très-affamé lui répondit le médecin , et que vous ne fussiez pas rassasié par un petit pain , sans en douter vous en mangeriez un autre, et s'il ne vous suffisait pas , vous en mangeriez un troisième, et un quatième, et un cinquième, et même un sixième jusqu'à ce que vous fussiez rassasié. Maintenant , je vous demanderai à mon tour , pourquoi vous n'avez pas mangé tout d'abord ce sixième petit pain ? Mais , grand-dieu ! il m'eût été impossible de faire que le sixième fût le premier, reprit le malade, eh bien ! répliqua le médecin, c'est précisément ce qui m'arrive avec les médicaments.

Souvent aussi les consultations produisent un effet tout contraire, le malade se frappe, se croit perdu, parce que l'on appelle un autre médecin, et la maladie s'aggrave rapidement. Mais le plus grand inconvénient des consultations , qui, malheureusement n'est que trop fréquent, c'est que le médecin ordinaire n'ose plus rien prendre sur lui , dans la crainte d'être blâmé ou désapprouvé, quoique l'apparition de nouveaux phéno- mènes , d'accidents inopinés, des effets indiosyncrati- ques , exigeassent d'importantes modifications dans le traitement , ou sa suspension totale. D'un autre côté, elles ont l'inappréciable avantage de mettre à couvert la responsabilité du médecin ordinaire. Il sera donc pru- dent de sa part de les provoquer dans les cas graves, et le malade ou ses proches agiront sagement en appe- lant un médecin de son choix, car il serait facheux qu'ils ne s'entendissent pas bien, et il est de son intérêt et de sa compétence de s'adresser à un de ces praticiens probes et éclairés qui cherchent par dessus tout le sou- lagement des malades et la gloire de leur art.

## CHAPITRE II.

### De la conduite du médecin envers les pharmaciens, les sages-femmes, etc.

Le médecin qui déclara à l'assemblée nationale en France que la médecine était une science incertaine et préjudiciable à l'État, n'avait certainement pas tort, s'il entendait parler des charlatans, des barbiers, des médecins ignorants, des sages-femmes, des pharmaciens, des herboristes, des gardes-malades, qui se mêlent de la médecine. C'est un abus des plus dangereux, contre lequel les gouvernements ont le tort très-graves de ne pas sévir avec rigueur. On aurait peine à se faire une idée juste de l'insouciance, de l'irréflexion, de la hardiesse, avec lesquelles ces gens sans aucune notion de médecine, sans aucune connaissance en anatomie, donnent, à tort et à travers, les conseils les plus pernicieux. C'est une cause de mortalité dont il serait difficile de calculer la portée. Au début d'une maladie, il est important de ne rien faire mal à-propos, sous peine de l'aggraver, quand souvent il serait possible de l'empêcher de se développer ou de la rendre très-légère; c'est alors qu'ils sont consultés et leur médication transforme ordinairement une simple indisposition en une maladie grave, dont ils rendent ensuite les médecins responsables. Le moindre mal qui résulte de ces consultations malencontreuses est de plonger les malades dans une sécurité funeste, de laisser grandir le mal au point où il est difficile et parfois impossible de guérir, quand des secours éclairés administrés en temps opportun, eussent détourné une tendance périlleuse. Il eut beaucoup mieux valu ne rien faire avant l'arrivée du médecin, à moins qu'il ne s'agisse d'un accident qui compromettrait l'existence avant sa venue. Puissent les gouvernements et les populations réfléchir sur les innombrables erreurs que commettent ceux qui, sans être capables de lire un ouvrage de médecine, encore moins de l'entendre, s'arrogent le droit de s'attaquer à la vie des hommes et d'en disposer à leur gré. Vainement cherchent-ils à s'excuser en alléguant que leur assistance est nécessaire quand il n'y a pas de médecins, puisqu'il est reconnu qu'il vaudrait mieux abandonner le malade à la nature, sauf le cas du péril imminent, d'accidents mortels sans secours instantanés, que de se mettre entre les mains de gens qui ne sont pas médecins, ces gens traitent ordinairement les malades tant qu'ils croyent les pouvoir guérir, et ne font appeler le médecin que quand le malade est dans un état désespéré.

La conduite des médecins envers les pharmaciens ne peut être rien moins qu'indifférente au public, puisqu'il leur confie sa vie. Qui ne sait que certains médecins n'adressent leurs malades qu'à certains pharmaciens qui savent reconnaître leur patronage par de riches cadeaux ? Peut-on douter que les médecins qui se laissent ainsi corrompre, ne seront pas des juges impartiaux de la bonté des médicaments que dispense le pharmacien si reconnaissant. N'est-il pas à craindre qu'ils prescrivent les remèdes les plus coûteux dans la persuasion qu'il doit leur revenir une partie du gain qu'ils procurent. Cette coutume pourrait être tolérée, si ces cadeaux consistaient seulement en quelques bagatelles, mais dans les grandes villes, elle est arrivée au point qu'on en porte la valeur à des sommes considérables, dont l'avidité de quelques-uns ne se contente pas encore. Cependant le pharmacien n'est jamais dupe de ce luxe des étrennes, si parfois il lui cause quelques embarras, il sait fort bien s'en dédommager par la surcharge du prix des médicaments. Mais le pauvre malade, le père de famille qui s'impose les plus dures privations pour procurer à sa femme ou à son fils les médicaments nécessaires, devient la malheureuse victime de cette infâme usure. C'est en vain qu'il se plaint à son médecin du prix excessif des médicaments, il ne trouve en lui aucun secours contre l'oppression et la cupidité d'un pharmacien avec lequel ce médecin a contracté une alliance offensive et défensive.

Il est certains médecins à conscience élastique qui ne croient pas faillir en exigeant un droit de commission sur le produit des médicaments qu'ils leur font débiter, ravalant ainsi la dignité de leur art à une spéculation commerciale. Comment ne seraient-ils pas déconsidérés puisqu'ils s'abaissent à ce point de contracter un accord qui les rend trop faciles envers les pharmaciens, qui en abusent au préjudice des malades. Bien plus coupable encore est celui qui tient boutique ouverte de médicaments ou s'entend avec un pharmacien pour rançonner les malheureux malades qui ont le malheur de tomber entre leurs mains. Ce n'est point assez de les voir couverts du mépris public, ils devraient être déclarés incapables d'exercer une profession dont ils se sont rendus indignes. Ces êtres vils et cupides ne sont pas susceptibles des sentiments d'humanité et des émotions de la sensibilité que doit ressentir un médecin. Celui qui s'associe avec un homme qui n'est pas médecin, mérite encore plus, il devrait être puni comme un escroc par abus de confiance, et responsable des suites de la médication qu'il aurait autorisée. La même peine devrait être appliquée à ces médecins charlatans, qui s'entendent avec les fournisseurs d'aliments, les fabriquants d'instruments, etc. Je suis certain que plusieurs propriétaires d'eaux thermales paient un tribut annuel aux médecins des villes voisines, et, par ce moyen, parviennent à donner de la réputation et de la célébrité aux prétendues vertus salutaires de leurs sources. Ces abus scandaleux seraient plus aisément détruits en les portant à la connaissance du public, que par la rigueur des lois. C'est un vil intérêt qui porte des médecins peu délicats à ces connivences coupables avec les pharmaciens et d'autres spéculateurs. On les ferait disparaître en donnant à ce même intérêt une autre direction et en le portant vers un but plus honorable. On y parviendra, en faisant attention dans le choix d'un médecin aux rapports qui existent entre lui et les pharmaciens, et toutes les fois qu'il s'élèvera un soupçon fondé d'une coupable intelligence ; c'est au client à faire connaître qu'il ne veut pas être plus longtemps victime d'une usure odieuse. Il en résultera que tous les médecins s'efforceront d'éloigner tout soupçon par une conduite honnête et délicate, et chercheront leur avantage personnel plutôt dans la bonne opinion du public, que dans les remises ou les cadeaux des pharmaciens.

Les gouvernements ont proscrit à juste titre la vente des remèdes secrets, ils ont préféré les livrer à la publicité en les achetant, lorsqu'ils ont été informés qu'ils pouvaient être de quelque utilité. Mais ils auraient bien dû prémunir le public contre cette foule de remèdes prétendus innocents qui le circonviennent de toutes parts. La vente devrait en être sévèrement interdite sans une ordonnance du médecin, car ils sont la cause de plus de décès que les plus violents poisons. Ils endorment le malade sur le bord d'un précipice, dans une sécurité trompeuse, d'où il ne se réveille le plus souvent que dans un état désespéré et la bourse vide. Victimes d'une crédulité puérile, ces malades placent l'espoir de leur guérison dans des substances impuissantes contre un mal sérieux. mais assez efficaces malheureusement pour ruiner les forces digestives. Tel est le résultat inévitable de l'ingestion journalière, fréquente, excessive des pâtes, des pastilles, des bonbons, biscuits médicamenteux, etc. Jusqu'à ce que le peuple soit assez instruit pour comprendre que rien n'est indifférent en médecine, et que l'à-propos, l'opportunité, la mesure, le temps, font tout, les gouvernements doivent suppléer à son défaut de lumières sur ce point, en publiant annuellement des instructions qui lui apprendraient à conserver sa santé, et à éviter les dangers de substances qu'il croit innocentes en lui répétant qu'en médecine ce qui n'est pas utile est nuisible. Ils ne devraient pas perdre de vue un seul instant cet axiome en ce qui a rapport à la médecine *salus populi prima lex esto*. S'ils veulent, et ils le doivent, anéantir le fléau du charlatanisme, ce n'est pas seulement contre les charlatans qu'ils doivent déployer la rigueur des lois, mais aussi contre ceux qui vont les consulter, et se rendent ainsi leurs complices dans l'infraction des lois qui interdisent l'exercice de la médecine à ceux qui ne sont pas médecin, en protégeant, favorisant contrairement au vœu de la loi, payant des hommes qui commettent journellement des homicides avec préméditation pour satisfaire leur cupidité effrenée. Ils devraient être punis par des amendes, et même corporellement. Sans cette mesure les charlatans sauront se soustraire à l'œil de la police, si vigilant qu'il soit, et ils échapperont à la punition faute de preuves.

Souvent en voulant remédier à des inconvénients plus ou moins facheux, on leur a substitué des maux bien plus graves et plus multipliés. C'est ainsi que l'on a fait apprendre à saigner aux sages-femmes, afin que dans un cas pressant, en l'absence du médecin, elles puissent pratiquer une saignée dans les cas urgents. Mais outre qu'il faut des connaissances qu'elles n'ont point acquises dans leurs études pour décider si la saignée est indiquée, il résulte de la faculté qu'on leur accorde de la pratiquer dans la supposition qu'elles avaient la capacité de juger si elle était nécessaire, qu'elles se croient aussi capables de traiter toutes les maladies où la saignée est souvent employée, comme les pneumonies, les pleurésies, etc. Elles exercent la médecine avec d'autant plus de hardiesse qu'elles sont moins éclairées. Ainsi elles font des milliers de victimes, et ne sauvent peut-être pas une personne dans toute leur vie. Dans l'intérêt de l'humanité, il conviendrait de leur retirer cette faculté. Si elle leur était laissée, elles devraient être dans l'obligation, sous les peines les plus sévères, de faire intervenir, au plus tôt un médecin auquel elles rendraient compte des motifs qui les auraient fait agir, et serait chargé de continuer le traitement d'une maladie qui aurait exigé un secours aussi prompt.

## CHAPITRE III.

### De la conduite des médecins envers leurs malades.

Il est moins difficile qu'on ne le pense de distinguer le bon médecin du mauvais, par sa manière de se conduire envers les malades, par le mode d'investigation qu'il emploie dans la recherche des circonstances de la maladie, par le jugement qu'il porte sur sa nature et sa terminaison. Quant à la méthode de traitement les personnes étrangères à l'art ne peuvent absolument pas s'ériger en juge compétent, quand bien même elles se seraient rendu familières quelques notions théoriques de médecine.

Le médecin qui ne respecte pas ce précepte, *medicus non accedat nisi vocatus* (que le médecin ne vienne point s'il n'est appelé), doit par cela même exciter la plus grande défiance, il montre un caractère vil, intéressé au point de chercher à gagner de l'argent au mépris de toutes les convenances. Les médecins qui, sans être appelés, sous un prétexte quelconque, vont visiter des malades, ou mendier une clientèle par des voies détournées se déshonorent. N'est-on pas indigné de voir des médecins riches et recommandables d'ailleurs, descendre jusqu'aux plus basses manœuvres pour s'emparer d'une clientèle, à cet effet séduire des domestiques, courtiser de vieilles intrigantes.

Personne n'a décrit aussi énergiquement que Vuzer les méprisables ruses employées pour se procurer une clientèle. Il met dans la bouche d'un médecin imbu des maximes que nous avons exposées, les conseils suivants : il doit dire que le grand nombre de ses malades ne lui laissent le temps ni de manger, ni de dormir ; dans les cafés, dans les cercles, en un mot partout où il remarque qu'il peut être entendu, il doit se plaindre hautement qu'il est un vrai martyr, que jusqu'à minuit il est obligé d'être dans les rues. Il ne doit recevoir aucune visite ni en faire aux autres, et on ne doit jamais le trouver qu'au pied du lit des malades. S'il va à pied, il est obligé pour ne pas les renverser de mettre de côté les enfants qui se trouvent sur son passage, et quand il va en voiture, il doit continuellement avoir les yeux sur son agenda. S'il est invité à un repas, il ne doit promettre de s'y trouver qu'avec cette restriction, si cela est possible ; mais jamais cela ne doit être possible. Il doit se dispenser d'y aller, et plutôt se mettre au lit, afin de faire croire qu'il n'a pas assez de temps pour visiter tous ses malades. Si quelqu'un l'appelle en toute hâte, il doit s'inquiéter, crier : *vous autres croyez que je puis me mettre en quatre*; j'ai déjà visité plus de cinquante malades, cinquante autres m'attendent, et des milliers sont dans mon antichambre qui veulent me parler. Où demeurez-vous? Je ne demande pas mieux que d'aller chez vous; mais, il faut que vous attendiez ! mon Dieu ! dans cette ville n'y a-t-il donc pas d'autres médecins que moi? Pourquoi n'en appelez-vous pas un autre ? mais pourtant... Venez ici, comment vous nommez-vous? Dans cinq minutes je serai chez vous.

Mais le médecin qui traite, en sous main, le malade d'un de ses confrères est bien plus coupable, et bien plus méprisable. Il nuit non seulement au malade, car

il n'y a rien de plus dangereux que de se faire soigne
par deux médecins, sans que l'un ait connaissance d
l'autre, mais il agit envers son collègue comme u
escroc puisqu'il lui enlève une partie de ses honoraires
et porte atteinte à sa réputation. En général, les jeune
médecins se laissent trop aller à de pareils écarts. Il
cherchent à s'en excuser en allégeant qu'il leur éta
impossible de rester tranquilles spectateurs du meurtr
d'un malade, quand ils étaient dans la ferme convictio
de pouvoir le sauver (1). Quels que soient le zèle et l'em
pressement de quiconque cherche à sauver la vie à so
semblable, on ne peut pas toujours néanmoins, approu
ver la voie suivie pour arriver à ce noble but. En effet
qu'arriverait-il si chacun voulait, avec les meilleure
intentions du monde, faire d'un malade le sujet de se
expériences ?

Quant à la durée de la visite d'un médecin, on ne peu
la préciser, parce qu'elle dépend de plusieurs circons
tances accessoires, comme de la gravité, de la compli
cation de la maladie, de la manière dont le malade s'ex
plique, et aussi du coup-d'œil plus ou moins exercé d
médecin. Mais tout malade a le droit d'exiger de so
médecin qu'il veuille bien l'entendre. Il y a certaine
ment des malades, parmi lesquels les hypocondriaque
et les hystériques se distinguent, qui ne se lasseraien
jamais d'exposer leurs bizarres affections, quand mêm
le médecin aurait assez de temps pour rester une jour
née entière assis près de leur lit. Mais ce sont des excep
tions qui ne doivent point déconcerter le médecin ha
bile, quand il possède ou du moins connaît l'art d
diriger le discours de ses malades et de mettre des bo
nes à une fastidieuse loquacité qui rend plus difficile l
connaissance ou le diagnostic de la maladié. Mais pa

---

(1) Ce motif encore que sincère, n'en serait pas moins blâmabl
et dénoterait une outre-cuidance peu scrupuleuse plutôt qn'un savo
réel.

contre, il y a des médecins, et en trop grand nombre, qui ou par vanité, ou par trop grande hâte, ou par impatience, ne laissent pas leurs malades proférer une parole, qui les arrêtent dès qu'ils ouvrent la bouche, en leur criant : c'est assez, je connais déjà votre affaire. Je ne nie point qu'il n'y ait des maladies qui se connaissent au premier coup-d'œil que l'on jette sur les malades ; malgré cela, je soutiens que le médecin le plus exercé ne doit pas trop se fier à son tact, et que par conséquent il doit mettre à profit toutes les circonstances qui peuvent lui faciliter la connaissance parfaite de la maladie. Un médecin qui porte un jugement sur une maladie, sans avoir fait les investigations nécessaires, ressemble en quelque façon à un juge qui condamnerait un homme, parce qu'il lui trouverait l'air d'un fripon.

C'est surtout dans les hôpitaux que les médecins négligent trop souvent de faire les interrogations nécessaires, leurs visites ressemblent plutôt à une promenade qu'à une affaire sérieuse et de la plus grande importance (1). Du reste, on ne peut dissimuler que certains médecins d'hôpitaux sont presque contraints à visiter superficiellement leurs malades, et pour ainsi dire, en passant, parce que le nombre de ceux qui sont confiés à leurs soins est trop considérable. Il y a des hôpitaux où chaque médecin a journellement deux cents malades à visiter, c'est-à-dire qu'il devrait toujours avoir dans la tête l'histoire de deux cents maladies ; qu'il ne puisse pas avoir toujours présentes, c'est ce qu'on se persuadera facilement ; on en sera d'autant plus convaincu, que la ténuité des honoraires qui sont ordinairement assignés aux médecins des hôpitaux, n'est pas le plus excellent moyen pour les encourager à se vouer uniquement et

_________

(1) La rapidité et l'uniformité de leurs prescriptions, les a fait tourner en ridicule dans ce conte absurde d'un médecin d'hopital qui accomplit sa visite en criant : *qu'on saigne à droite, qu'on purge à gauche.*

exclusivement au service de l'hôpital. Il n'est même pas possible, attendu la modicité des revenus dont en général jouissent ces établissements, qu'ils puissent payer un grand nombre de médecins. Ils sont d'autant moins en état de le faire que souvent une bonne partie des revenus est dépensée à solder des employés superflus. En général, la magnificence des édifices du plus grand nombre des hôpitaux, semble attester que l'on a amplement pourvu aux besoins de la plus misérable classe des malades. Mais tout est pour l'apparence : ces établissements grandioses ne possèdent pas ordinairement des revenus suffisants pour être aussi utiles qu'il le faudrait. Vous remarquerez des salles grandes et aérées, mais du mauvais bouillon ; des couvertures propres et belles, mais des draps rudes. Le salaire des infirmiers est presque toujours si mesquin qu'il sont presque dans la nécessité de devenir des vampires ou des sangsues pour les malades.

Quelques médecins croyent s'emparer de toute la confiance du malade, quand ils prennent beaucoup d'informations, ils ne leur laissent pas dire une seule parole ; avant que le malade ait répondu à leur première question, ils lui en ont déjà adressé une seconde et même une troisième. Aussi en savent-ils beaucoup moins sur la nature de la maladie, à la fin de leur interrogatoire, qu'auparavant. D'autres interrogent leurs malades, comme des femmes récitent leur chapelet, et ne font pas la moindre attention à ce que répond le malade. Parfois, il est arrivé qu'un pauvre malade après avoir fait tous ses efforts pour faire comprendre au médecin comment il expectorait, s'entend demander par le médecin, à la fin de son interrogatoire, s'il a expectoré.

Le véritable médecin est circonspect, il fait peu de questions, mais il les fait à propos ; avant tout il se fait raconter par le malade l'histoire de sa maladie. Il acquiert de cette manière un tableau informe de la maladie qu'il perfectionne, ensuite par des questions peu nombreuses, mais faites à propos. Le médecin qui ne se fait pas raconter par le malade l'histoire de sa maladie, mais prétend arriver à connaître son état seulement à force de questions, ressemble à un homme qui, pour apprendre la cause d'un malheur dont un de ses amis a été victime, au lieu d'attendre patiemment qu'il la lui racontât, lui demanderait avec vivacité: as-tu été volé? as-tu fait faillite? as-tu perdu ton frère ou ta femme, ou ton fils? il pourrait bien l'interroger une heure avant d'apprendre que son ami s'était fracturé une jambe.

Dans le choix d'un médecin il faut donc observer attentivement, s'il interroge à propos et suffisamment, s'il ne le fait pas convenablement, on est autorisé à penser que la méthode de traitement ne sera pas non plus rationnelle et opportune. Du reste, il faut une certaine délicatesse et de l'habileté dans l'investigation des causes qui produisent les maladies, de sorte qu'on n'offense ni la décence ni les convenances. Cette règle est de la plus grande importance, en agissant autrement le médecin pourrait quelquefois mettre dans un grand embarras ses malades ou leurs parents, faire naître même des soupçons interminables entre deux époux, jeter ainsi une pomme de discorde dans les familles qui vivaient auparavant dans la plus parfaite harmonie.

Par des raisons qu'il est facile de deviner, les malades veulent connaître le nom de leurs maladies, et même autant que possible la théorie de cette maladie. Un médecin complaisant qui veut se rendre agréable, ne refusera jamais de satisfaire cette curiosité, autant que le permettent les circonstances. S'il s'acquitte de cette tâche avec prudence et circonspection, en sorte que le malade arrive à connaître au moins jusqu'à un certain point l'état où il se trouve, il redoute moins le danger, le médecin contribue plus par ce moyen à la guérison, que par les remèdes les plus coûteux. Il est fâcheux que bien des maladies ont des noms si effrayants que le malade qui les entend prononcer est saisi de crainte et de terreur. Comment un malade à qui le médecin dit qu'il est atteint d'une fièvre putride, ne serait-il pas épouvanté? Comment ne croirait-il pas que toutes ses humeurs sont corrompues, que son corps va tomber en dissolution par la putréfaction? Personne n'a tourné en ridicule avec autant de talent que Molière l'étrangeté du langage médical. Bien que ce grand comique ait parfois rabaissé, vilipendé la dignité et l'excellence de la médecine, il n'en a pas moins fait une critique très amusante des manières des médecins de son temps. Mais en les ridiculisant, en les vouant aux moqueries, à la risée, ne les a-t il pas déconsidérés, n'a-t-il pas détruit dans les malades une confiance qui leur est si salutaire? Le médecin prudent ne cherchera point, pour se donner plus d'importance, à les intimider par des expressions qui les effraieraient. Les métaphores recherchées dont quelques médecins se servent, dans leurs phrases élégantes, pour faire comprendre au malade et aux assistants la nature de l'affection, sont également impropres et ridicules.

On n'exige pas seulement du médecin qu'il guérisse et adoucisse la maladie, mais on veut encore qu'ils en présage l'issue. Le médecin dont les pronostics se vérifient, quand même ils seraient presque toujours funestes, est beaucoup plus estimé que celui qui est moins capable de pronostiquer, et pourtant traitera son malade avec bien plus de succès. Celui qui détermine précisément l'issue d'une maladie, c'est-à-dire fait un pronostic juste, prouve sans doute qu'il est parvenu à comprendre quelle est la nature du mal, qu'il n'a point échappé à son œil scrutateur. L'art de prédire l'issue des maladies se fonde en partie sur la connaissance de la nature de la maladie, en partie sur l'avantage d'avoir vu beaucoup de malades, et sur l'esprit d'observation. Aussi personne n'est plus capable qu'un médecin expérimenté de décider quelle sera la terminaison d'une maladie, si elle finira par la guérison ou par la mort, ou si elle se changera en une autre, et en quelle affection elle se changera. Personne ne répondra sur ce point avec plus de justesse que le médecin qui connaît dans toute son étendue la science qu'il cultive.

Il n'y a pas de matière en médecine où l'on ait déployé autant de charlatanisme que dans ce qui a rapport au pronostic. Quelques médecins, comme les anciens oracles, enveloppent tellement leur pronostic dans un nuage de doutes et d'équivoques qu'à tout évènement ils doivent avoir raison. Néaumoins ils doivent être moins blamés que ceux qui prophétisent avec assurance l'issue d'une maladie comme s'ils étaient des divinités infaillibles ; de sorte qu'ils plongent , au hazard , dans la joie ou dans la crainte une famille entière. Un mal quelconque, tout insignifiant qu'il puisse paraître, peut se transformer en une maladie mortelle, sans que le médecin le plus expérimenté puisse même de loin prévoir cette métamorphose. Le médecin prudent qui prend à cœur la vie de son malade, et la tranquillité de ceux qui l'entourent, par cette raison, ne promettra jamais d'une manière positive la guérison d'une maladie, même la plus légère, particulièrement quand il s'agira d'une maladie aigue. Il se contentera de dire, jusqu'à présent il n'y a aucun danger, il y a beaucoup de probabilité pour la guérison ; mais jamais il ne répondra sur sa tête ou sur sa fortune de la certitude de son pronostic. Tant que la putréfaction ou le sphacèle ne s'est point développé, on peut penser que la vie existe, pourvu que l'organisation ne soit pas détruite. Aussi , n'est-il pas très rare de voir des malades se rétablir contre toute attente, et pour ainsi dire, revenir de la mort à la vie, plusieurs de ceux que des médecins avaient cru perdus. Par cela même que le médecin doit être circonspect dans le pronostic des maladies légères, afin de ne pas rendre douteux l'espoir fondé de la guérison, il doit encore l'être dans les maladies aigues et

graves, afin de ne pas détruire tout espoir de rétablissement. Certains charlatans ne commettent pas cette faute
par timidité, mais ils ont pour maxime de pronostiquer
la mort dans tous les cas, même là où il n'y a aucun
danger. C'est un artifice dont ils se prévalent pour faire
croire qu'ils possèdent des talents extraordinaires.
Voici leur ruse : le malade vient-il à succomber, ils rap-
pellent qu'ils l'avaient prévu ; guérit-il, ils se flattent
qu'on oubliera leur pronostic, quand ils se disculperont
en alléguant qu'ils ont fait plus qu'ils n'avaient osé promettre. Affreux calcul! Pour accroître sa réputation,
pour servir son propre intérêt, devrait-on jamais augmenter à dessein le malheur d'une famille affligée, que
la crainte de perdre son chef, son soutien, plonge dans
l'anxiété, dans l'effroi le plus cruel? Peut-être vous est-
il indifférent, à vous, barbares, qu'une tendre épouse
reçoive de votre bouche des paroles de consolation ou
un arrêt de mort qui la jettera dans le désespoir.
Croyez-vous que la joie causée par une guérison inat-
tendue compensera aussi aisément et aussi rapidement
la douleur que vous avez fait naître, si mal à propos,
dans le cœur sensible d'un ami, d'un fils, d'un père,
d'un époux ou de quelque autre personne chérie, qu'il
le serait de satisfaire votre soif d'or et de réputation par
des honoraires très-élevés?

Lorsque tout espoir de guérison est perdu, le médecin doit, avec les plus grands ménagements, en donner
avis aux parents, aux amis et au malade lui-même, dans
le cas où il en aurait manifesté le désir, et que cela
puisse se faire sans apporter aucun préjudice à son
état. Il y a eu des médecins, qui, par un seul mot pro-
noncé d'un ton d'autorité ont réduit au désespoir des
familles entières, et ont fait tomber malades bien des
personnes douées d'une vive sensibilité, pour ne pas
les avoir préparées à un dénouement fâcheux, ou du
moins leur avoir insinué qu'il était à craindre. Je connais une tendre mère qui fit appeler un médecin pour

un de ses enfants malade, elle sentait, pour ainsi dire, en elle-même, l'impossibilité de la guérison. Le médecin en entrant dans la chambre du malade, pour prouver l'exellence de son coup-d'œil, s'écria, la porte à peine entr'ouverte, *c'est un enfant perdu.* Cette imprudente exclamation impressionna si violemment la pauvre mère, qu'elle tomba dangereusement malade, et peu s'en fallut que la même tombe ne renfermât la mère et le fils.

Au surplus, ces charlatans qui déclarent mortelles les maladies les plus bénignes, devraient réflechir que par leur condamnation à mort, ils perdent beaudoup de leur crédit, quand on reconnait que la terminaison de la maladie dément le pronostic. Ils finissent par devenir des objets de dérision, et leurs pronostics les plus propres à se vérifier n'obtiennent plus dès-lors aucune croyance.

On sait que l'illustre Van-Swieten prédit à une dame de haut parage qui ne songeait pas qu'elle eût à craindre aucun mal, que bientôt elle serait frappée d'apoplexie, qui, en effet, survint peu après. On sait aussi que quelques autres médecins qui voulurent imiter Van-Swieten, sans posséder sa sagacité, par le terrible pronostic qu'ils portèrent, jetèrent nombre de gens dans des maladies graves où plusieurs succombèrent. Tel hypocondriaque s'imagine avoir toutes les maladies dont il a appris les noms dans quelque ouvrage de médecine. Avec une telle pusillanimité ne perdrait-il pas tout courage si un homme auquel il a donné toute sa confiance venait, tout-à-coup, lui déclarer qu'il est sous le coup d'une dangereuse maladie, qu'il est menacé soit d'une hémophysie, soit d'une apoplexie. Relativement à la méthode de cure, j'ai déjà fait remarquer que le malade ne peut jamais en être juge compétent. Je terminerai en présentant quelques réflexions sur la façon d'agir du médecin relativement aux remèdes qu'il propose, aux règles diététiques auxquelles il assujetit les malades. Ces objets méritent absolument d'être considérés avec la plus grande attention, parce que c'est par eux que l'on distingue essentiellement un habile médecin d'un ignorant.

Dans le traitement des maladies, le médecin se sert des remèdes appelés pharmaceutiques ou des diététiques, ou des deux en même temps. On sait qu'on se procure ceux-là sur des recettes qu'exécute le pharmacien ; ceux-ci se tirent des prescriptions relatives aux aliments, à l'exercice du corps, aux passions de l'âme, etc.

On reproche avec raison à la majeure partie des médecins de notre temps de se confier trop aux remèdes pharmaceutiques et de négliger les diététiques, ou du moins de ne les point employer de manière que les uns secondent les autres, et qu'ils se fortifient mutuellement dans leur action. Les médecins des premiers âges de la médecine ont évité cette erreur avec le plus grand soin, mais, à la vérité, quelques-uns sont tombés dans le défaut contraire. Ainsi, quoique les pères de la médecine déterminassent avec la plus scrupuleuse attention, avec les soins les plus minutieux, les aliments dont leurs malades devaient faire usage, qu'ils allassent même jusqu'à déterminer l'espèce de mouvement qui convenait le mieux à leur plan de cure, qu'ils missent en œuvre tout ce qui leur semblait propre à porter le calme dans l'âme de leurs malades, au moyen de la musique, de la poésie, d'une société agréable, de manière que, par ces moyens, la guérison succédait avec plus de certitude et de promptitude ; néanmoins, aujourd'hui, la plupart des médecins se comportent d'une manière toute différente, ils pensent que tout ce qu'on peut exiger d'eux consiste entièrement dans la délivrance d'une recette. Il est fort rare qu'ils quittent le lit d'un malade sans avoir laissé une ordonnance, dont l'effet n'est, le plus souvent, qu'une dépense inutile.

Dans le choix d'un médecin, on doit en général faire beaucoup d'attention à ses prescriptions, à toute sa conduite au lit d'un malade ; on observera principale-

ment s'il sait en même temps combiner les remèdes diététiques aux pharmaceutiques. L'art de combiner ces
moyens est surtout nécessaire dans les maladies chroniques où l'on a suffisamment du temps pour donner
une meilleure direction à la marche de la maladie,
par l'emploi des moyens diététiques. Ainsi, par exemple,
on peut prendre les remèdes nutritifs en bien plus
grande quantité que les remèdes appelés pharmaceutiques; ils sont plus homogènes au corps, et remplacent
facilement les pertes qu'il fait. Il en résulte que par un
choix convenable et opportun des aliments, diverses
maladies ont été éloignées, contre lesquelles antérieure-
ment on avait en vain épuisé des pharmacies entières.
Whytt assure avoir vu guérir par le simple usage des
œufs frais, plusieurs émaciations, chloroses et jusqu'à
des ictères qui n'avaient jamais voulu céder à aucun remède pharmaceutique. C'est par la même raison, que
tous les jours nous voyons confirmer l'opinion de Hun-
ter, que les symptômes vénériens d'ancienne date, re-
connus incurables, se dissipent par le seul emploi d'aliments nourrissants, de bon vin et du séjour à la
campagne dans un bon air. Unterwood a également
démontré, ce que plus tard à confirmé le célèbre Scarpa,
que les ulcères invétérés des jambes, provenant de
causes internes, contre lesquels les ressources de la
chirurgie devenaient sans effet, guérissent sinon tous,
au moins pour la plupart, au moyen d'un régime ani-
mal, du vin et de l'application d'un bandage expulsif.
S'il est vrai que dans un temps, les rois de France et les
rois d'Angleterre guérissaient les écrouelles par le
simple attouchement, trouverons-nous l'explication de
ce phénomène ailleurs que dans l'influence salutaire de
la vénération, de la confiance, et généralement des exci-
tants de l'ame sur l'organisme? Il est également incontestable que c'est par la même raison que les amulettes
et les autres attributs de la superstition, quelque soit
leur nom, ont guéri la fièvre intermittente et d'autres

maladies que les médecins avaient inutilement traitées, parce qu'ils prétendaient les subjuguer seulement à force de recettes. Tout médecin sait que l'immortel Boerrhaave guérissaient les hypocondriaques par l'exercice soit à pied , soit à cheval , et que Sydenham, l'hypocrate du siècle précédent, soutient que le mouvement du cheval est un remède aussi spécifique contre la phthisie pulmonaire, que l'écorce du Pérou contre les fièvres intermittentes. Mon intention n'est pas de dérouler ici la longue liste des maladies chroniques obstinées qui se dissipèrent entièrement dans des voyages de pur agrément, par un séjour dans des lieux champêtres, dans nue société agréable, ou aux caux minérales, etc. J'appellerai seulement l'attention et la réflexion des lecteurs sur la multitude de maladies des plus opiniâtres, rebelles à toute sorte de traitement, qui ont été guéries uniquement par la musique. N'est-il pas reconnu que la guérison de la mélancolie, de la manie, dépend entièrement de l'exitation dans l'âme, de mouvements en opposition à ceux qui prirent part à la production de la maladie ; qu'ainsi la cure de ces maladies devient très difficile dans les hopitaux, puisque ces établissements manquent ordinairement des moyens nécessaires pour régler convenablement les écarts de l'imagination chez ces malheureux ?

Il ne suffit pas que le médecin prescrive des remèdes diététiques , il doit avoir soin de les choisir de manière à ce qu'ils ne soient point en opposition avec des remèdes pharmaceutiques. Un médecin qui néglige cette règle , fait voir que dans la cure des maladies, il agit par une sorte de routine , et non d'après des principes certains et déterminés. Il ne faut pas être médecin pour juger, au moins dans la plupart des cas , si le médecin dans ses prescriptions sait allier les remèdes diététiques et pharmaceutiques, de manière qu'ils soient dans une convenance parfaite de rapports , que ces deux sortes de médicaments tendent au même but; on peut donc encore facilement sur ce point apprécier la capacité du médecin. Si, par exemple, un médecin ordonne la saignée, et qu'en même temps il permette des aliments nourrissants, tels que des consommés, des œufs, du poulet, du pigeon, etc. ; sa manière d'agir est irrationnelle, tout-à-fait inconséquente. En effet, il ne pouvait ordonner une saignée que dans la vue de diminuer la masse du sang, et par ce moyen affaiblir la force vitale, mais jamais il n'atteindrait ce but, tant que d'un côté il restituera ce que de l'autre il avait soustrait. Cependant cette faute n'est pas très-rare chez les médecins, il en est même qui, lorsqu'ils prescrivent une émission sanguine, au même instant engagent leurs malades à se bien nourrir, pour remettre le sang perdu. Le vulgaire seconde ordinairement cette ridicule théorie, et jamais, dans aucun temps, les cuisines, les caves ne sont plus mises à contribution que quand on prescrit la saignée pour guérir ou prévenir une maladie. La manière d'agir de ces médecins qui, convaincus de la nécessité de fortifier leurs malades, leur prescrivent des remèdes corroborants, mais au même temps les soumettent au régime des galériens, au pain et à l'eau, est également contradictoire et irrationnelle. Cette conduite absurde est devenue trop commune : journellement on voit ordonner contre les maladies dues à la faiblesse, par exemple, dans la chlorose, dans les hémorrhagies chroniques, et les maux de nerfs, etc., des remèdes toniques, tels que la limaille de fer, la canelle, l'eau de menthe poivrée, le quinquina, etc., tandis que la viande, le vin, le café, sont interdis, comme si l'usage modéré de ces subtances particulièrement à l'égard des personnes qui y sont habituées, pouvait nuire, dans les cas où l'on attend les plus grands succès des remèdes fortifiants. Jamais l'action des remèdes ne répondra à notre attente, si elle n'est soutenue, en même temps par celle d'aliments qui leur soient analogues, et tendent au même but. Il est certain que

5.

la longue durée et même la terminaison funeste des maladies dépend plus souvent du traitement irrationnel des médecins, dont les médicaments hygiéniques et pharmaceutiques se combattent et détruisent les effets les unes des autres.

L'erreur la plus grossière que l'on puisse commettre en médecine contre le bon sens, est de prescrire des médicaments qui ont un effet contraire, de telle sorte que l'action de l'un anéantisse celle de l'autre.

Le malade qui se confie à un médecin fait avec lui d'une manière implicite le contrat suivant : moi malade, je m'engage à me soumettre à toutes les prescriptions, mais à condition que toi médecin tu ne m'astreindras à aucune exigence pénible, au-delà de celles qui sont strictement nécessaires au rétablissement de ma santé. En vérité, certains membres de la faculté semblent ne savoir rien de ce contract, et sont, dans toute l'étendue du mot, de vrais tyrans pour les malades. A en juger d'après leurs prescriptions, on serait tenté de croire que tout ce qu'un malade désire, lui est nuisible, et que tout ce qui lui répugne doit lui être avantageux. Bien des hommes du peuple sont tellement persuadés qu'un bon médecin doit leur défendre tout ce qui leur plaît, qu'ils perdent toute confiance dans un médecin qui n'est pas aussi rigoureux, et qui seulement éloigne tout ce qui peut leur nuire. Il en résulte que beaucoup de médecins font des prohibitions seulement pour se maintenir en réputation; un plus grand nombre, et sous ce rapport il ne mérite point d'être blâmé, parce que les malades et leurs alentours ne sont que trop disposés à outrepasser les concessions du médecin en fait d'aliments, et à tromper sur ce point; ce qui cause la perte d'un grand nombre de malades.

Cependant les médecins ne gagnent rien avec leur despotisme. Les malades, persuadés d'avance qu'aucune de leurs demandes ne leur seraient accordées, et ne pouvant pourtant résister à leurs envies, se décident à

employer la dissimulation, et satisfont leur appétit sans
réfléchir aux suites s'il n'en résulte aucune conséquence fâcheuse, ou que quelque amélioration sur-
vienne, alors le médecin perd la confiance du malade,
s'il arrive, ce qui est le plus ordinaire, que le malade se
soit fait mal, en ayant fait usage des substances prohi-
bées par le médecin ou prises à son insu, le médecin
qui met en œuvre trop de rigueur n'en est point informé, et comme il n'en connaît pas la cause, il ne peut y
remédier convenablement.

Il ne faut blâmer un médecin si parfois il défend au
malade quelque chose, quoiqu'il soit intimement persuadé que par elle-même elle ne puisse lui causer aucun
préjudice. Il serait forcé à agir ainsi, parce qu'ordinairement on est disposé à croire qu'au moyen d'une telle
défense, le malade sera à l'abri de tout ce qui peut lui
nuire. Par cette raison, le médecin doit s'imposer la loi
de faire des prohibitions fondées simplement sur la
possibilité d'un danger qui serait à craindre même pour
les personnes en santé. Il y a donc certaines choses, la
danse par exemple, que le médecin doit absolument interdire après une maladie; non pas qu'il craigne que la
chose en elle-même soit dangereuse, mais plutôt parce
qu'il serait responsable de tous les accidents qu'on ne
manquerait pas de lui attribuer en cas de récidive.

L'excessive condescendance du médecin envers ses
malades, qui l'empêche de défendre toutes les choses
nuisibles, est un défaut aussi blâmable que l'excessive
sévérité. Une condescendance de cette sorte, quand elle
dirige la conduite du médecin envers les riches et les
hauts personnages démontre un caractère vil. Le médecin prudent tiendra le juste-milieu entre la sévérité
despotique et la condescendance servile. Souvent les
malades eux-même, les parents ou les amis proposent
quelques remèdes et les soumettent à l'approbation du
médecin. Or, comme l'approbation et l'accord de nôtre
opinion avec celle d'autrui flattent et caressent nôtre

amour-propre ; certains médecins profitent souvent de cette disposition pour entrer en grace auprès de leurs malades et s'en faire à jamais des protecteurs. A peine une vieille commère propose-t-elle un remède qu'un médecin adulateur a tout prêt un panégyrique de ce remède ; il admire l'heureuse idée et pousse quelquefois la flatterie jusqu'à paraître rougir de n'avoir pas proposé le premier un aussi excellent remède ; au contraire, d'autres rejettent absolument tout ce qui est proposé par des personnes étrangères à la profession. Un médecin honnête accepterait sans doute un remède de quelque part qu'il vînt, s'il avait la conviction qu'il pût sauver son malade. Mais hors ce cas, presqu'impossible, il y aurait les plus graves inconvénients dans la condescendance du médecin qui autorise l'administration d'un remède même innocent ; d'abord, c'est enraciner dans l'esprit du public, qui, à tort ou à raison lui attribue la guérison, ce funeste préjugé que sans aucune étude préliminaire, sans aucune connaissance des maladies, encore moins de notre organisation, on peut guérir des maladies que la médecine traitait sans succès. Ce préjugé cause tant de maux, que peut-être jamais un médecin ne devrait consentir à soumettre un malade à une épreuve toujours dangereuse, ne serait-ce que par la perte d'un temps précieux pendant lequel la maladie acquiert le plus souvent une intensité redoutable. Il ne doit y consentir que s'il ne peut faire autrement, peut-être vaudrait-il mieux renoncer à la cure dans l'intérêt bien entendu de l'humanité.

Dans un temps, on a agité avec beaucoup de chaleur la question de savoir si un médecin probe et délicat peut se prévaloir des remèdes secrets, des prétendus arcanes. En faveur de l'affirmative on avait donné cette raison que le vulgaire rarement estime ce qui tombe trop aisément sous ses sens, en un mot que l'amour du merveilleux dont il est dominé le fait courir après toutes les chimères, qu'il est épris de ce qu'il comprend le moins, que les meilleurs remèdes ont été acquis de leur inventeurs comme des secrets, et qu'un médecin qui découvre un remède à l'avantage de l'humanité a bien aussi le droit d'en retirer quelques bénéfices. Néanmoins l'expérience et les lois de la morale s'élèvent contre toutes espèces de ventes de remèdes secrets. Tous les vendeurs d'arcanes ou remèdes secrets, sans exception, sont trompés ou trompeurs, et je considère comme un de mes devoirs les plus sacrés d'avertir de se mettre en garde contre ces fourbes qu'on rencontre partout, mais qui abondent particulièrement en Angleterre. Les remèdes secrets consistent en remèdes actifs et en remèdes inactifs. Dans ce dernier cas, non seulement ils épuisent la bourse du malade sans lui procurer aucun bien, mais il lui font un tort réel en ce que le temps le plus favorable à l'emploi de remèdes efficaces s'écoule. Dans le premier cas, il court un danger évident de succomber par des remèdes actifs qui ne s'adaptent pas à tous les tempéraments, à tous les âges et à toutes les individualités. Il est d'ailleurs impossible d'en régler convenablement les doses, d'après les diverses circonstances, les diverses phases de la maladie ; ils devraient donc être sévèrement proscrits. Graces soient rendues à la sagesse du gouvernement qui, par des réglements de police rigoureux, en a empêché la vente, et prohibé leur annonce dans les gazettes et autres feuilles périodiques.

La science médicale, quand elle parviendrait au sommet de la perfection, n'en resterait pourtant pas moins une science dont les efforts sont dirigés contre l'accomplissement d'une loi naturelle, que souvent elle peut bien éloigner, mais qu'elle ne peut absolument empêcher d'arriver. J'entends parler de la mort, phénomène aussi naturel que celui de la vie, que la superstition nous montre à tort sous la forme d'un spectre tenant d'une main une horloge et de l'autre une faux, mais que le philosophe se représente sous l'image du sommeil. Ne plus être, retourner au sein de la terre d'où nous sommes sortis, abandonner pour toujours tout ce qu'on possède, tout ce qu'on aime, sont certainement de terribles pensées qui effraient plus, en général, ceux qui sont dans un état de santé parfait que ceux qui sont près de mourir ; la majeure partie des malades meurt aussi tranquillement que l'on s'endort, lorsque l'âme est calme et le corps affaissé. Mourir, dit Weikard, est une simple grimace. On doit gémir sur la position des médecins à qui souvent on impute la mort des malades qui succombent, et qui s'entendent appeler assassin par une populace ignorante. Des reproches aussi injustes déterminent quelquefois des médecins à abandonner certains malades plus tôt que réellement ils ne devraient le faire, quand ils jugent que tout espoir de guérison est évanoui. Il en résulte que quelques malades qui, peut-être, eussent été sauvés, sont abandonnés à une mort certaine, qu'on laisse quelques malheureux agonisants lutter sans aucun secours contre des douleurs que l'art médical aurait pu adoucir, même dans les derniers moments. En général, les médecins, comme l'a fort bien observé le célèbre Bacon, ne se sont pas occupés du traitement des moribonds, et ont négligé bien des remèdes capables d'adoucir cet état, de rendre la mort plus douce, plus facile, sans pourtant la hâter. Mais, afin qu'ils puissent remplir leur devoir entièrement et étendre les bienfaits de leur science jusqu'à la tombe, les parents et les amis des moribonds doivent bien se garder de mettre le médecin en appréhension par les indices de ces reproches ; la mort du malade lui cause déjà assez de peine.

Je crois utile d'ajouter ici quelques considérations sur le témoignage du médecin et sur ses honoraires.

Les devoirs du citoyen obligent à l'obéissance aux lois, dont le médecin seul peut l'exempter. Au moyen du certificat d'un médecin, le citoyen qui aurait dû voler à la défense de la patrie sur les frontières, jouit du repos chez lui et d'une parfaite tranquillité, plusieurs autres obligations civiles et politiques sont annulées, presque toutes les conventions sociales sont détruites. Pour que les médecins ne perdent pas cette belle prérogative, de soustraire un malheureux à des devoirs dont l'accomplissement ne pourrait avoir lieu sans accroître son infortune, il est tout-à-fait indispensable que leurs certificats soient conformes à la plus rigide morale, et rédigés en toute conscience. Un médecin porterait atteinte à la dignité de sa profession et perdrait toute confiance devant les autorités, si par légèreté, par crainte, par certaines convenances ou par un vil intérêt, il donnait avec une facilité blâmable des attestations de choses dont il n'aurait pas la conviction. Jamais on ne devrait exiger d'un médecin rien qui ne pût se concilier avec la dignité de son caractère ou compromettre son honnêteté, et donner occasion à ces écarts, qui arrivent trop aisément en ces occurrences. Du reste, les médecins se trompent fort, s'ils croient que ceux à qui ils ont délivrés des certificats de complaisance leur en sauront gré, principalement quand ils ont agi par un vil intérêt. Celui qui connaît bien le cœur humain, sait qu'un profond mépris doit être la récompense due à des actes aussi honteux que préjudiciables aux intérêts de l'état. Qui pourrait jamais accorder de l'estime, du respect, de la confiance à un homme que l'on sait avoir abusé, par un vil égoïsme, du bénéfice des lois, avoir ainsi trompé ses concitoyens et l'état ?

Il n'est certainement rien de plus injuste que le ridicule et le mépris que l'on cherche à répandre sur la nécessité où se trouvent placé les médecins de se faire payer de leurs malades. Quiconque sert l'état, n'est-il pas payé par le public ? Pourquoi le médecin ne devraitil pas l'être ? la différence entre les honoraires du médecin et le fonctionnaire public, consiste simplement en cela que le premier reçoit immédiatement son argent des mains de ses concitoyens, le second par l'intermédiaire du fisc. Quelques médecins peuvent avoir fait naître un préjugé défavorable, et s'être attiré des sar casmes par leur cupidité. Quoiqu'il en soit, c'est le comble de l'ingratitude dans un malade de refuser de payer les honoraires d'un médecin, qui a sacrifié pour lui une grande partie de son temps, et souvent exposé sa vie. Relativement à la manière dont ils doivent demander et recevoir leurs honoraires, et à leur quotité on ne peut rien préciser, parce que tout dépend de la coutume du pays, de la fortune des clients, etc. Certainement le médecin qui, éloigné de la cupidité et d'un intérêt sordide, se distingue par sa modération dans ses demandes, et ne refuse jamais au pauvre ses soins gratuits, méritera l'estime et la considération générale. Au surplus, nous avons déjà manifesté notre sentiment sur ce point.

Quoique je ne partage pas entièrement l'opinion du célèbre Hafeland sur les devoirs des médecins, il me semble faire chose utile que de la transcrire ici, bien convaincu qu'on la lira avec plaisir, et qu'elle ne pourra que leur concilier l'estime et la considération que l'austérité et les tourments d'une profession si pénible et si exigeante, leur méritent incontestablement. Le principe fondamentale que ne doit jamais perdre de vue le médecin dans l'exercice de sa profession, est de se conduire de manière qu'il obtienne par les meilleurs moyens, son objet essentiel, c'est-à dire la conservation de la vie, le rétablissement de la santé, et le soulagement des maux de ses semblables. Dans l'exercice de sa profession, il ne doit voir que des malades, et ne faire aucune différence entre eux, soit à cause du rang, soit à cause de la fortune. Il doit apporter la plus sévère exactitude et la plus grande délicatesse dans ses actions; à cette effet, il lui sera très avantageux de transcrire fidèlement sur un journal tout ce qu'il fait, tout ce qu'il observe. Sa conduite et son maintien tendront surtout à inspirer de la confiance au malade. Le médecin doit être affable, mais avec dignité, et décent sans affectation, qui, sans être bouffon, mais sérieux quand il s'agit de donner du poids à ses paroles, à ses actions, complaisant, condescendant en toutes choses qui ne sont point essentielles, mais aussi inébranlable dans la prescription des choses nécessaires, et très-rigoureux dans leur exécution. Il doit s'intéresser aux maux des malades, et s'y intéresser cordialement, avec des sentimens purs et un profond respect pour la religion et les consolations qu'elle nous prodigue. Le médecin ne doit être ni trop sobre en paroles, ni bavard, encore moins nouvelliste, il doit donner toute son attention au malade, observer chaque circonstance, s'informer de tout traitement antérieur, et considérer convenablement tout ce qui environne le malade; son élocution ne sera ni trop recherchée ni trop ordinaire, il ne sera pas non plus trop minutieux, et ne tombera pas dans la pedanterie; il se gardera surtout de parler avec passion ou avec trop de chaleur, mais il s'énoncera tranquillement et avec prudence.

L'objet du médecin n'est pas seulement de guérir, mais encore de prolonger la vie, et d'adoucir les douleurs dans les maladies incurables. Le devoir, le plus grand mérite du médecin, une des règles les plus importantes dans la pratique, est celle de ne jamais perdre l'espoir et le courage, de cacher toujours tout danger au malade, et dans aucun cas ne lui annoncer sa fin, puisque ce serait infailliblement la hâter. La conviction d'avoir consciencieusement rempli son devoir, est l'unique but vers lequel il doit tendre dans la cure d'une maladie. Combien d'obstacles ne s'y opposent-ils pas? Les préjugés de toute espèce, les divers degrés de culture de l'esprit, le caractère, le tempérament et diverses autres circonstances indépendantes de lui, se réunissent pour l'empêcher de mettre en usage les moyens qu'il croit les plus avantageux au malade. Il a besoin, pour en triompher, de connaître parfaitement les hommes. La médecine est, de toutes les professions, celle où l'opinion publique est de la plus grande importance. La voix du peuple décide du mérite du médecin.

Il aurait tort de se déclarer de quelque parti, car il appartient au public, qu'il soit populaire ; cette qualité est la base de sa profession. Il serait coupable d'abandonner, par des motifs quelconques, mais surtout à cause d'associations ou d'intérêts politiques, cette liberté de pensée qui en forme le caractère, et ne lui laisse voir que son objet principal, le malade (1).

Quant à la manière de se comporter avec ses collègues, le médecin observera principalement cette règle de leur vouer une estime digne de réciprocité, et quand il ne l'obtiendrait pas, il s'efforcera d'apporter la plus grande patience dans ses rapports avec eux. Le médecin qui cherche à ravaler ses collègues, avilit sa profession et lui-même. L'art médical n'est pas encore arrivé à ce degré de perfection et d'exactitude où l'on pourrait avec certitude prononcer sur toutes les méthodes de traitement, et condamner celles qui ne sont pas conformes à notre manière de penser. Nous ne possédons encore aucun code qui, en général, puisse faire loi ; chacun est encore libre de se former des idées particulières et propres sur l'organisme et sur la méthode de traiter des maladies, pourvu que ces idées ne contredisent point la raison et l'expérience.

Le jeune médecin doit respecter dans les vieux confrères la maturité de l'expérience, un coup-d'œil profond et sûr, l'étendue, la solidité des connaissances, l'aptitude à distinguer ce qui est essentiel à la profession de ce qui ne l'est point, et ce qui est

(1) Le médecin ne s'adonnera pas avec trop d'ardeur aux nouvelles inventions. Il ne sera pas le premier à les mettre en usage, ni le dernier à quitter celles qui ont fait leur temps. Outre les habitudes, les préjugés, la routine, il aura encore à secouer le joug des erreurs de son siècle en général, et celles de ses maîtres en particulier. Qu'il prenne garde de s'attribuer exclusivement le mérite de guérisons qui ne sont le plus souvent que l'ouvrage de la nature, tout au plus aidées et provoquées par eux, en lui imprimant une bonne direction. Combien ne devons-nous pas être en garde contre nos propres faiblesses, quand celles des plus grands médecins nous induisent tous les jours en erreur ?

utile pour son objet, de ce qui lui est inutile ; l'habileté qu'il a acquise d'adapter les règles générales à
la forme spéciale de la maladie, de la déterminer de la
manière la plus exacte, ainsi que le traitement qui lui
convient ; enfin la promptitude avec laquelle il sait trouver dans chaque cas, le lieu, le temps et la mesure. Par
contre, le vieux médecin doit estimer dans les jeunes un
coup-d'œil vif et pur, la force des impressions neuves
que produisent en lui les phénomènes de la nature et
les ressources de l'art, la vigueur des facultés intellectuelles, l'envie d'apprendre, les efforts pour découvrir
la vérité, la diligence, l'application, la culture de l'esprit savamment instituée.

L'avantage des consultations est en général très problématique, suivant Hufeland. En effet, ou les opinions
sont semblables, en ce cas la réunion de plusieurs médecins est sans utilité, ou elles sont réellement différentes, alors il en naît facilement de la confusion et le
malade est traité à moitié ; il s'y mêle trop souvent de
la passion et des personnalités, et ce qu'il y a de plus
fâcheux, c'est lorsqu'il y a plusieurs médecins, même
chez les moins indifférents, l'intérêt pour la cure et pour
le malade étant partagé, semble s'affaiblir beaucoup.
Cependant il y a des cas où les consultations sont avantageuses et même inévitables, c'est lorsque la maladie
est très-obscure ou très-opiniâtre, que le médecin devient inquiet, embarassé, que le malade commence à
perdre confiance en lui et se décourage, qu'une grande
responsabilité est attachée à la cure ; enfin quand le
médecin, uni au malade par les liens d'une vive affection,
ne veut pas s'en rapporter à lui-même, dans la crainte
qu'elle ne troublât ses facultés intellectuelles.

On peut donc résumer ainsi les qualités d'un médecin :
une éducation libérale, la finesse des sens, un esprit
calme, posé, réfléchi, méthodique, observateur, mais
prompt à se décider dans les cas urgents, un discernement sagace, rapide et sûr pour distinguer les cas où

une sage expectation est utile de ceux où la temporisation serait nuisible; et savoir saisir l'occasion si fugitive, profiter de l'opportunité et garder la mesure en tout. Un jugement juste, solide, droit, muri par la méditation. Un raisonnement fort, puissant, irrésistible. Des mœurs pures, une probité intacte, des passions modérées, réglées. La tempérance, la sobriété, la modestie, le désintéressement, l'affabilité; mais l'humanité, la charité, la douceur formeront le fond de son caractère. Il ressentira la pitié la plus tendre pour ses malades auxquels il sera entièrement devoué. Compatissant aux faiblesses d'autrui, il sera sévère ponr lui-même. Il aura beaucoup de patience, de tolérance, mais une connaissance profonde du cœur humain, une attention inépuisable, consacrée toute entière au traitement des maladies où rien ne doit être négligé, lui auront appris qu'il faut déployer une grande fermeté, une persévérance inébranlable dans les résolution arrêtées. Une conduite régulière, des manières simples, aisées, une déférence bienveillante pour ses confrères lui mériteront leur estime. L'amour de sa profession, une ardeur infatigable pour l'étude, l'éloignement du tourbillon des affaires, de l'entraînement des plaisirs, des sociétés bruyantes, de toute préoccupation politique, des connaissances méthodiquement acquises et bien digérées, un grand fond d'expérience murie par la réflexion, une élocution simple, consolante, éloignée du bavardage et du laconisme, lui donneront une considératiou méritée. Il apportera une intelligente exactitude à recueillir les faits. Sans aucun préjugé, sans aucune prédilection pour un système, une doctrine quelconque, n'ayant d'autres guides que l'expérience et l'observation, il les étudiera, les pèsera, les appréciera avec une raison sévère, sans, toutefois, lorsqu'ils seront authentiques, les rejeter parce qu'il ne pourrait les expliquer. Il remontera aux causes quand cela sera possible, mais il ne s'appuyera que sur l'expérience et l'observation, et n'employera que les méthodes thérapeutiques qu'elles auront consacrées, car, comme le dit Bacon, celle-ci est la démonstration des démonstrations.

La plupart des qualités énumérées ci-dessus, ne peuvent être reconnues que par des personnes instruites, mais, en définitive, les signes à la portée de tout le monde qui doivent déterminer dans le choix d'un médecin, sont la probité, l'ardeur pour l'étude, l'amour de sa profession, la prudence, la droiture du jugement, l'expérience, la sensibilité, des passions modérées et réglées, la tolérance, la patience, la douceur, la franchise, la modestie, la retenue, la circonspection, la discrétion, une fidélité inébranlable au maintien d'un secret, la tempérance, tant par rapport aux aliments et aux boissons, que par rapport à toute espèce de plaisir, un esprit sage, une grande aptitude au travail, un raisonnement juste, solide, de la piété sans fanatisme, le désintéressement, un entier dévoûment à son état auquel il consacre tout son temps, ne lui en dérobant ni pour la littérature, ni pour le journalisme, ni pour des compilations littéraires, ne cultivant en un mot d'autres sciences ou art que la médecine. Il ne se laissera dominer par aucun système n'embrassant pas trop promptement les innovations. Il sera aussi éloigné d'un flux de paroles que d'un laconisme trop étroit, il compatira vivement aux maux d'autrui, il interrogera convenablement ses malades, il combinera dans leur traitement le régime aux médicaments.

Je ne crois pas pouvoir mieux terminer cet opuscule qu'en présentant quelques vues sur l'organisation de la médecine, comme complément de ce que j'en ai dit au commencement.

Le premier aphorisme d'Hippocrate est un modèle d'éloquente concision, et le plus bel exorde de la science médicale par l'importance des vérités qu'il contient; mais, ce qui est réellement surprenant, c'est qu'il renferme les véritables bases de toute bonne organisation médicale, on peut hardiment affirmer qu'elle sera d'autant plus vicieuse qu'elle s'en éloignera davantage. Rappellons cet aphorisme : « La vie est courte, l'art est long, l'occasion fugitive, l'expérience trompeuse, le jugement difficile, il ne suffit pas que le médecin fasse ce qui convient, il faut encore que le malade et ceux qui l'approchent, et les choses externes correspondent au même but.

Puisque la brièveté de la vie, l'étendue de la science sont de grands obstacles à la perfection du médecin, n'est-il pas évident que tous les instants de cette vie trop courte doivent y être consacrés sans réserve, que les études doivent être très-prolongées. Puisque l'occasion est fugitive, l'expérience trompeuse, le jugement des maladies difficile, n'est-il pas encore évident qu'il est indispensable que le médecin ait observé longtemps, qu'il ait acquis une longue expérience, pour être moins exposé à tomber dans des méprises, et savoir aider à propos la nature dans la solution des maladies. Mais l'expérience personnelle serait bien insuffisante, s'il ne s'appropriait celle de tous les temps, de tous les lieux. L'entrée du sanctuaire médical devrait donc être interdit après vingt-trois ans, et les études médicales commencées à la sortie du collége et prolongées jusqu'à trente ans. C'est à peine à cette époque de la vie que la maturité du jugement et la vigueur des facultés intellectuelles peuvent permettre de confier à un homme la vie des autres. Il s'ensuit que la carrière médicale doit être sévèrement interdite à quiconque aurait détourné quelque peu de l'emploi du temps qui lui appartient entièrement, exclusivement, dans l'étude d'une autre profession, en un mot, ne l'aurait pas uniquement dépensé dans l'étude de la médecine. Ces raisons peremptoires imposent, en outre, au législateur l'obligation d'astreindre les élèves à suivre assiduement et pendant longtemps les cliniques des hôpitaux; jusqu'à un âge où ils ayent acquis le discernement sûr, un jugement solide, une prudence intelligente, de manière à savoir prendre une décision prompte et salutaire, quand le moment d'agir est arrivé ; c'est par des travaux continuels, des études constantes qu'ils y parviendront. C'est réellement un crime de lèze-humanité que de dérober un instant à un art qui vous confie la vie de vos semblables. Un long stage dans les hôpitaux est donc indispensable, et après lui, tout élève, avant de pratiquer, devrait être astreint à en faire un d'un an ou deux près d'un médecin en excercice, car il est des choses dans la pratique civile qu'il faut savoir et que l'on n'apprend pas dans les hôpitaux ; l'adoption des mesures que nous venons d'exposer l'emporteraient sur toutes les autres, pour former des praticiens habiles, utiles, éprouvés.

Mais il ne suffit pas que le médecin fasse ce qui convient, il faut encore que le malade et ceux qui l'entourent, enfin que les choses du dehors tendent au même but, c'est-à-dire à la guérison. Il est d'une nécessité absolue à cette fin que le malade exécute ponctuellement ce que le médecin lui prescrira ; il faut pour cela, que le médecin lui inspire une entière confiance, sans laquelle souvent les remèdes demeurent inéficaces, I l'inspirera, lorsque sa philantropie, son âge, ses études, ses manières, ses mœurs, sa conduite, sa douceur lu auront mérité une considération en harmonie avec la dignité de sa profession, et la sainte mission qu'elle lui impose. Il est du devoir du législateur d'adopter des mesures qui assurent au public ces garanties.

Parmi les choses du dehors qui doivent seconder le médecin, la pharmacie occupe le premier rang. Mais là encore, si des lois sévères ne répriment les abus qui se glissent si facilement dans l'exercice de cette profession, la pauvre humanité, loin d'y trouver d'efficaces secours, en deviendrait souvent la victime. Que de maux ne résulte-il pas dans la préparations des médicaments , de la négligence, de l'inattention, de l'ignorance, de la vanité, d'un demi-savoir. La substitution d'un médicament à un autre par cupidité ou par une fausse science mérite une punition grave, ainsi que la vente des médicaments altérés, sophistiqués. C'est un véritable attentat à la vie des hommes, d'autant plus criminel qu'il est accompagné d'une sorte de préméditation, qu'il décrédite les meilleurs médicaments et par suite, tend à décréditer la médecine qu'il réduit à l'impuissance, à enlever au médecin sa réputation. Les herboristes, les droguistes, qui commettraient de pareils délits, encourreraient le même châtiment.

Les orgueilleuses prétentions de la chimie, qui veut tout décomposer, tout recomposer, tout expliquer, sans tenir compte de la force vitale, des impondérables, des incœrcibles, qui échappent à tous les réactifs, le nombre infini de corps découverts par elle, qui surchargent inutilement notre mémoire et grossit nos livres, compense-t-il suffisamment le petit nombre de médicaments vraiment efficaces qu'elle a créés ? Nous savons qu'elle surprend souvent nos sens par une trompeuse similitude, mais tant qu'il sera vrai que des causes différentes produisent des effets différents, nous ne croirons pas que le sucre de betterave est identique à celui de canne. Il serait bien avantageux, dans l'intérêt public, qu'il soit rigoureusement défendu aux pharmaciens de vendre sans ordonnances cette foule de médicaments prétendus innocents, tels que pâtes, pastilles, tablettes, dont les effets immanquables sont de ruiner la bourse et l'estomac des malades, de les entretenir dans une fausse sécurité, en leur inspirant une espérance trompeuse, tandis que le temps où leur guérison aurait pu s'effectuer est à jamais perdu.

Pourquoi ne leur interdirait-on pas la vente des substances inertes, mensongères, insignifiantes, comme les grains de vie, les globules homéopathiques que le peuple dans son langage trivial mais énergique, a si justement appelé de la graine de niais ; n'est-ce pas un vol manifeste ?

Tout pharmacien convaincu de connivence avec un
médecin, mériterait qu'on lui fît fermer boutique. Ce
même délit devrait attirer sur le médecin un châtiment
aussi sévère; l'altération des aliments et des boissons
est également criminelle, elle devrait attirer sur leurs
auteurs la rigueur des lois; ce sont des modes d'empois-
sonnements, dont les effets, pour être lents, ne sont
pas moins réels. La sollicitude du gouvernement doit
procurer aux malades l'air le plus pur, une eau salubre, dégagée de corps étrangers, dans les hôpitaux et
partout ailleurs; que dans ces asiles du malheur, ils
reçoivent les soins de médecins éclairés et consciencieux,
une bonne alimentation, des médicaments bien préparés, administrés avec ponctualité par des infirmiers
probes et intelligents, par conséquent suffisamment re-
tribués, si les choses externes, loin de concourir à la
guérison, ainsi que le recommande Hippocrate, l'entravent, l'empêchent, la ruine du malade n'est-elle pas
certaine? Si, par exemple, des charlatans audacieux,
par des discours artificieux, par des écrits mensongers,
vendus publiquement, ou distribués secrètement,
viennent détruire la confiance et la santé du malade,
n'est-ce pas un homicide avec préméditation que la
loi doit réprimer sévèrement. Tout médecin qui s'as-
socierait directement ou indirectement avec un charlatan, une personne non médecin, pour donner des consultations, vendre ou faire vendre des médicaments,
devrait être expulsé ignominieusement du corps des
médecins qu'il déconsidèrerait. Mais cette mesure ne
serait pas suffisante pour détruire le fléau du charlatanisme. On n'y parviendra jamais en sévissant seulement
contre les charlatans. Leur esprit souple et fécond en
ruses, saura éluder les lois et se mettre à l'abri de leur
atteinte. Leur témérité, leur impudeur, leur cupidité,
d'ailleurs les leur feraient enfreindre. Elles devront
donc punir ceux qui les consulteraient, qui employe-
raient leurs remèdes, comme fauteurs et complices

d'une sorte d'escrocs des plus nuisibles à la société, spéculant sur la crédulité du public dont ils détruisent la santé. L'hygiène, quelques notions d'anatomie et de physiologie enseignées dans les écoles, enlèveraient au charlatanisme une grande partie de son influence. On apprendrait que les bienfaits de la nature, la force vitale, un air pur, une eau salubre, un régime bien réglé, un exercice convenable, ont plus d'efficacité que tous leurs prétendus arcanes. Il n'arriverait plus si communément qu'un médecin, par un traitement rationnel, ayant arraché au trépas une personne affectée d'une maladie grave, on fasse honneur de la cure à quelques charlatans, et cela, parce qu'au moment où le malade entre en convalescence, il aura administré un remède insignifiant. Ce médicament inerte sera vanté, proné, exalté comme un remède souverain, et il aura fait des milliers de victimes avant qu'on en soit désabusé. Si le malade succombe, on accuse le médecin d'impéritie, quand il ne faudrait souvent inculper que les préjugés et l'ignorance de ceux qui l'environnaient.

Mais il est un travers ou plutôt un vice de la société qui est suivi des conséquences les plus fàcheuses, c'est l'inconcevable légèreté, l'inepte audace avec laquelle l'homme le plus ignorant prescrit des remèdes, ce que le médecin le plus expérimenté ne fait qu'avec crainte, à des personnes affectées des maladies les plus graves. Dans une bonne organisation médicale, toute personne non médecin qui donnerait des conseils à un malade, sauf les cas urgents, où les secours de l'homme de l'art manqueraient, devrait être légalement responsable des suites qui en seraient résultées.

Il est de la plus grande importance que les gouvernements ne nomment aux emplois rétribués que des médecins dont les preuves soient faites par une longue expérience. Malgré les avantages qui en résulteraient, si le plan que nous avons proposé dans le cours de cet opuscule n'était point adopté, en prolongeant la durée des études ; en reculant l'époque de la vie où l'exercice de la médecine serait permis, on diminuerait de beaucoup la concurrence sans gêner la vocation, ni employer d'actes arbitraires illégaux, la loi étant égale pour tous. Nous ne nous flattons pas pourtant que cette organisation serait sans défaut, quel est l'ordre de choses qui en est exempt. Corrigeons les abus autant que possible, mettons nos institutions en harmonie avec nos mœurs actuelles ; mais rappelons-nous avant de détruire, que ce qui existe a la sanction du temps, l'épreuve de l'expérience, la puissance de l'habitude, perfectionnons-le avec prudence, avec circonspection, de manière à ne point introduire de nouveaux abus, si cela est impossible, du moins à pouvoir les corriger, quand ils se manifesteront. Profitons des institutions utiles qui ont pour elles l'autorité de l'usage. En Autriche, par exemple, et dans d'autres pays de l'Allemagne, les médecins forment des associations par districts ou cercles, c'est presque toujours l'ancienneté, quand ce n'est pas l'élection qui détermine le choix du président. En Italie, chaque commune entretient le nombre de médecins dont elle a besoin. C'est le conseil de la commune ou plutôt la réunion des propriétaires présidée par le maire qui les nomme. Tout médecin qui veut concourir pour être médecin dans une commune, doit envoyer au conseil ses titres à l'appui de sa demande dans un délai fixé. La vacance des emplois est annoncée dans un journal officiel, on y énonce les honoraires, les charges et obligations. Le conseil nommé sur ces titres ; son choix est principalement déterminé par l'âge, le nombre d'années d'exercices, la réputation, les mœurs, après des informations préalables prises dans les communes où le médecin a déjà exercé, ou celles qu'il a habitées. Ainsi les plus anciens médecins arrivent aux emplois les mieux rétribués, ceux qui commencent leur carrière débutent dans ceux où ils le sont le moins. Néanmoins les habitants d'une commune sont libres d'appeler, en le payant, tel médecin qu'ils jugeront à propos. Les médecins qui ont acquis une grande réputation vont exercer dans les grandes villes où ils ne sont pas rétribués par les communnes, ils occupent les places dans les hôpitaux, les chairs de professeurs, etc

Un objet capital dans l'organisation médicale c'est le choix des professeurs. Dans ces dernier temps on a beaucoup vanté le concours, comme le meilleur moyen d'entretenir l'émulation parmi les médecins, le plus puissant excitant à l'emploi de toutes les facultés, afin d'acquérir de profondes connaissances; mais suivant nous l'amour de l'humanité, le désir de soulager ses semblables, et par la d'acquérir une réputation méritée sont des mobiles assez puissants pour qu'un médecin déploye toute son énergie, use de tous ses moyens pour atteindre ce noble but

Pour un qui est élevé sur le pavoi, ses concurrents humiliés, flétris dans l'opinion publique sont découragés, exercent avec dégoût une profession, ou à leur entrée ils ont été marqués du sceau de l'infériorité, sinon de la réprobation. Demander si l'on doit préférer le concours à l'élection, c'est demander si dans une société de gens instruits, une petite fraction réunit plus de lumières que la totalité, et si l'on peut mieux apprécier le mérite d'un médecin en quelques instants que d'après sa vie entière. Nous le répétons, sans avoir besoin d'autres stimulants le médecin honnête, digne, consciencieux, mu par des sentiments élevés, par une philantrophie éclairée, par un vif amour de la science, par un intérêt légitime, puisqu'il lui inspire le bien, par la satisfaction intime d'y avoir réussi, enfin par le désir d'obtenir une considération méritée, chargé qu'il est de la plus terrible responsabilité, s'appliquera de toutes les forces de son intelligence, avec une volonté inébranlable, le zèle le plus ardent, à accroître autant que possible son savoir, et à acquérir les connaissances les plus vastes et les plus étendues, afin de concourir aux progrès de la

science. Le seul mode de concours exempt d'inconvénients, est celui adopté par les sociétés savantes, qui
laissant ignorer le nom des vaincus ne proclament que
celui des vainqueurs. Le mérite modeste, timide, reste
souvent méconnu; la seule manière de le mettre en évidence, de lui rendre justice, est de le faire juger par
l'ensemble de ceux qui peuvent l'apprécier.

Ce serait une belle, grande, généreuse et salutaire
idée que de réunir, si la chose était possible, tous les
médecins d'un état, ou au moins leurs délégués, afin de
recueillir les fruits de leur expérience, de leurs études,
de leurs méditations, de réunir en un faisceau toutes
leurs lumières, que des hommes supérieurs, haut placés seraient charger de coordonner de mettre en harmonie, après avoir pesé, discuté, passé au crible de la
raison, toutes les opinions, toutes les idées, toutes les
vues émises, et élagué toutes les propositions disparates,
les excentricités inapplicables, les hors-d'œuvre inser-
viables. Une organisation établie sur une base aussi lar-
ge, aussi ferme et aussi solide approcherait autant que
possible de la perfection. Ils écarteraient soigneusement
tous les moyens proposés dans des vues intéressées ou
suggérés par les passions ou par les préjugés; son cri-
terium infaillible dans le triage serait le bien de la société,
le soulagement de l'humanité, ils auraient pour guides
des praticiens sages et raisonnables dont l'expérience et
et le bon sens seraient de sûrs garants. Le principal but
d'une semblable réunion, sera le plus grand avantage
de l'humanité, mais elle ne perdrait point de vue l'accroissement de la profession médicale en dignité, en
considération, en bien-être. Elle employerait pour arriver à une fin aussi juste, tous les moyens légitimes.
Ils mettraient en œuvre tous les mobiles, tous les res-
sorts, toutes les influences capables d'agir sur le cœur
humain, pour le porter aux plus grands, aux plus nobles
sacrifices à la sainte mission de la médecine, le soulage-

ment de nos semblables, l'amour du bien serait l'âme d'une pareille assemblée et dominerait ses décisions.

Le code Justinien, dont encore aujourd'hui on admire la sagesse, n'a-t-il pas été compilé avec les opinions des jurisconsultes de ce temps. N'en a-t-il pas été de même de l'immortel code du grand Napoléon. Si quelque chose de bon, d'utile, de solide, d'applicable peut jamais sortir de l'esprit humain, c'est bien la seule, la vraie manière d'y parvenir, pouvu que le choix, l'ajustage des matériaux, la mise ensemble des éléments soient confiés à des hommes spéciaux, capables et animés de sentiments libéraux.

Ce ne serait donc pas une conception peu méritoire que celle de réunir dans l'intérêt de l'humanité les efforts, les travaux des hommes d'une profession consacrée à la servir, de les exciter à se communiquer leurs lumières, à s'entr'aider, à se secourir mutuellement. Le fiel de la plus odieuse calomnie ne saurait souiller des intentions aussi respectables que pures et généreuses.

N'a-t-on pas justement observé que du choc des opinions naît la lumière ? Dans l'hypothèse contraire, il s'en suivrait que les talents, les conceptions d'un seul homme seraient supérieures à ceux de tous ses collègues, qu'il connaîtrait mieux leurs besoins, les abus qui lèsent leur profession, et dont ils sont victimes, et les meilleurs moyens à y opposer ; en un mot que les connaissances d'un seul individu l'emporteraient sur celles de tous ses confrères, opinion que l'envie ou une vanité blessée oserait seule soutenir.

Pourquoi ne prendrait-on pas des mesures préventives contre les ravages du charlatanisme, n'est-ce pas au contraire la marque d'un bon gouvernement de prévenir les désordres, d'éviter les abus ? Si haut que soit placée dans l'opinion la science de la médecine, si élevé que soit le rang de ceux qui l'exercent, n'y aura-t-il pas toujours des gens assez vils, assez cupides pour spéculer sur l'ignorance, sur la crédulité populaire, l'autorité n'y apportant point d'obstacles, ne prenant pas de sévères mesures contre ces hommes aussi éhontés qu'avides et ignorants, ne serait-elle pas coupable? Son silence, son apathie à leur égard, ne confirmeraient-elles pas le public dans l'opinion erronée qu'il s'est formée de leur habileté? N'est-ce pas une sorte d'aveu tacite de leurs talents, un encouragement à l'imposture, à l'audace et une sorte de flétrissure imprimée à la profession de médecin. L'autorité ne donnerait-elle pas un funeste exemple en ne mettant pas en usage tous les moyens dont elle dispose pour prévenir leurs attentats contre la société, et les punir sévèrement quand elle n'a pu prévenir leur perpétration. Car, il n'est pas permis d'espérer, malheureureusent, que les signes que nous avons donnés pour caractériser le médecin probe et habile soient assez promptement répandus dans le public, de sorte que l'action de la police devienne bientôt inutile pour détruire le charlatanisme. L'entente fraternelle des médecins serait une mesure très-efficace pour y parvenir. Tous les jours ne se forme-t-il pas des sociétés littéraires, scientifiques, pourquoi ne s'en formerait-il pas dans le noble but de concourir avec plus d'ensemble, plus d'accord, partant plus de succès au soulagement de l'humanité, et à l'amélioration morale et matérielle de ceux qui s'y dévouent corps et âme? Est-il une manière plus certaine de mettre fin à cet égoïsme, à cet isolement dont on se plaint, à juste titre, où chacun ne pense qu'à lui, n'est occupé que de lui, qu'en établissant des réunions, où l'on apprend à se connaître, à s'estimer mutuellement. S'il arrivait qu'un des membres s'écartât des voies de l'honneur, les représentations de ses confrères n'auraient-elles pas la plus grande force pour l'y ramener, supposez qu'elles fussent infructueuses, sa radiation provisoire ou définitive, serait une punition redoutable, en même temps qu'un avertissement salutaire pour le public. Rien ne contribuerait plus à la dignité de la profession, à la considération personnelle des médecins que ce soin apporté à ce qu'aucun d'eux n'y portât atteinte pas sa conduite. Pourquoi l'autorité ferait-elle défaut à une si noble tâche?

Dans une bonne organisation médicale, une existence honorable doit être assurée au médecin, le cumul des places interdit; elles devraient être données au mérite jugé par l'élection ou à l'ancienneté. C'est un malheur que les facultés soient aussi multipliées en Allemagne, il est rare que l'enseignement y soit complet, il est vrai que dans la plupart on tient compte aux élèves de l'instruction qu'ils ont acquises avant de s'y rendre. Dans quelques-unes on oblige les professeurs à se retirer après 60 ans, c'est priver les élèves et les malades des immenses avantages qui résultent d'une longue expérience, des bienfaits de ce tact médical qui ne s'acquiert que par une longue pratique. Le médecin délicat, éclairé sentira mieux que personne le moment où sa retraite devient nécessaire. Il serait encore plus nuisible de mettre une certaine classe de médecins sous la surveillance ou sous la dépendance d'une autre classe ou d'autres médecins, ce serait mettre en relief ceux-ci, et proclamer l'incapacité de ceux-là, leur enlever la confiance dont le malade a tant besoin pour sa guérison. Voilà où conduit la fatale idée de faire diverses catégories de médecins; les honoraires sont mal-à-propos fixés d'après ces catégories, tandis qu'ils ne devraient l'être que d'après la fortune des malades.

Un point essentiel dans toute bonne organisation médicale, et qu'il ne faut jamais perdre de vue, c'est que la meilleure garantie de la capacité des candidats est moins dans la multiplicité et la rigueur des examens que dans la maturité de l'âge, la longue durée des études, la continuité de la fréquentation des cliniques, la moralité, la bonne conduite et l'amour de l'étude. En effet c'est à l'âge où le jugement a acquis toute sa maturité, où l'imagination est suffisamment refroidie, où les passions sont modérées, où toutes les facultés sont dans une parfaite harmonie qu'il est licite à un homme d'assumer la terrible responsabilité de la vie de ses semblables; quelques rares exceptions confirmeraient plutôt ce principe qu'elles ne le détruiraient.

J'ai souvent admiré la faculté de médecine de Paris, qui au temps de Guy-Patin fit une pension à l'un de ses membres à la condition qu'il ne ferait pas de livres; hélas! elle n'a point eu d'imitateurs. On aurait peut-être empêché par là la réalisation de la stupide pensée de certains auteurs qui ont eu la prétention d'improviser des médecins, de vulgariser une science qui est le fruit de longues études, ou plutôt d'une vieille expérience personnelle et traditionnelle soumise à l'analogie et au raisonnement. On oublie que dans la pratique il faut à chaque instant résoudre les problèmes les plus ardus, dont la solution exige une multitude connaissances que la brièveté de la vie de l'homme lui laisse à peine le temps d'acquérir, qu'elle requiert une pratique constante pendant bien des années pour en faire une juste application. Les seules connaissances médicales dont la vulgarisation devrait être permise, utile, profitable, sont celles de l'hygiène et celles qui apprennent à porter de prompts secours dans les cas qui ne comportent aucun délai, tels que l'asphyxie, la syncope, etc. La multiplication des publications périodiques et autres, ayant pour but avoué la popularisation, les connaissances médicales et particulièrement de celles qui conduisent à des résultats pratiques, immédiats, n'est propre qu'à causer des maux infinis par l'application intempestive des remèdes, par l'ignorance de l'organisation, des tempéraments, de l'idiosyncrasie. par l'accroissement de ce travers dont nous avons déjà signalé les tristes conséquences, nous entendons parler de cette manie des personnes les plus ignorantes de vouloir médicamenter à tort et à travers, bon gré, malgré, toutes les maladies qui se présentent à elles. La médecine n'étant que le résultat de l'expérience, et de l'observation d'un nombre infini de faits, consiste dans l'application opportune des agens pharmaceutiques et hygiéniques qui ont en le plus de succès dans les cas les plus analogues à la maladie actuelle. Comment la pratiquer sans connaître les règles, les principes déduits de ces cas si nombreux qu'il faut avoir présents, analyser, comparer, en y joignant aussi la connaissance de l'action des médicaments, des aliments, enfin de toutes les ressources hygiéniques. La presse quotidienne serait bien plus utile en combattant les préjugés qui entravent la pratique de la médecine et en démasquant toutes les ruses du charlatanisme, qu'en prétendant enseigner la médecine (1).

(1) Loin d'encourager la publication des écrits de médecine, il est de la plus grande urgence que l'autorité prenne des mesures pour arrêter le débordement littéraire qui nous innonde. On a beaucoup crié contre la censure des ouvrages, avec raison sans doute, excepté pour ceux de médecine. Les mauvais livres en ce genre sont de véritables poisons, ils sèment le meurtre en répandant des traitements pernicieux. On répondra qu'ils seront réfutés, que la vérité se fera jour ; oui, mais à travers des milliers de victimes. Qui vous assurera que tous ceux qui auront lu un livre pernicieux pour la santé publique, en liront la réfutation. Des circonstances puissantes en favoriseront le succès, ainsi l'amour du merveilleux, l'envie de se singulariser, les cures dues au hazard, ou à la nature pendant l'usage des remèdes bien qu'inefficaces, même contraires, les recommandations d'ignorants haut-placés, malheureusement trop communs, les gens payés, corrompus, les coteries, les annonces fréquentes dans les journaux, les affiches, l'impudeur, la témérité de ceux qui les débitent. Toutes les chances sont donc en faveur des charlatans, et c'est une erreur massive que de croire que la presse en ce cas pourra remédier au mal qu'elle aura fait Bazile a vu plus juste, en disant : *calomniez, calomniez ?* il en restera toujours quelque chose. L'intérêt bien entendu de la société exige donc que tous les livres de médecine soient examinés par une commission de médecins, et que la vente de ceux reconnu dangereux soit prohibés. Mais ce n'est pas seulement du poison des écrits que le législateur doit préserver la société ; il est des pratiques, des systèmes de médecine dont l'exercice peut être très dangereux. L'autorité serait coupable de ne pas garantir le public des dangers qu'il entraine, même par leur inertie qui fait obstacle aux médicaments efficaces. Le magnétisme mérite aussi d'attirer l'attention du législateur. Est-il une réalité ou n'est-il qu'une chimère, un rève de notre imagination? Nous ne prenons point ici les arguments pour ou contre, nous n'entrepren

Dans plusieurs pays, on refuse d'admettre les médecins étrangers au libre exercice de la médecine, c'est une injure faite aux Universités étrangères qui, avec raison useraient de représailles. Par un excès d'égoïsme ou d'amour propre mal entendu, on obligerait donc un Boerrhaave, un Stoll, un Scarpa, à s'asseoir sur les bancs, et à subir des examens ; ce serait ravaler la dignité de l'art dans leur personne, oublier toutes les convenances, tous les égards dus au mérite.

Il n'est aucune branche des connaissances humaines où la superstition ait conservé autant d'empire que dans la médecine. Cela tient à la nature des objets dont elle s'occupe, la vie, la santé, sont les biens les plus précieux dont la perte entraîne celle de tous les autres. Elle éveille les passions les plus décevantes, la crainte, l'espérance ; c'est là, où le charlatanisme puise sa force. Raison de plus pour porter les médecins à combiner leurs efforts, à se serrer, à s'unir, à s'étreindre pour ainsi dire, loin de créer entre eux des intervalles, des espaces que le charlatanisme saurait bientôt franchir. Qu'une mesquine vanité ne les empêche pas de se concerter pour arriver au but commun, but honorable : la conservation de leurs semblables ; leur bien être, l'amélioration de leur position n'est qu'un objet secondaire, leur isolement, leur séparation de leurs collé-

pas dans cette imoprtante discussion. Considérant la question sous le point de vue légal, nous pensons qu'en admettant comme vérité démontrée la puissance du somnambulisme, il devrait être défendu aux somnambules magnétiques, sous les peines les plus sévères de donner des avis aux malades, de se mettre en rapport avec eux, avant qu'une commission de médecins n'ait constaté que leur état de somnambule est bien réel. Dans ce cas seulement ils pourraient être autorisés à se prévaloir de leurs facultés, mais sous la surveillance d'un médecin qui vérifieraient leurs prescriptions et empêcherait l'exécution de celles qui entraineraient quelque danger. Car personne n'ignore que bien des accidents mortels ont été causés par les prescriptions insensées de certains somnambules vrais ou simulés. Toutes les personnes qui s'associeraient à un somnambule, les favoriseraient ou coopéreraient en quoique ce soit à leurs consultations, avant qu'elles n'ayent été autorisées, encourreraient les mêmes peines.

gues, nuiraient plus à la dignité professionnelle qu'ils ne profiteraient à l'élévation individuelle.

Un autre objet très important aussi qui a fréquemment excité la sollicitude du gouvernement, et a causé des peines inouïes aux médecins, c'est la responsabilité médicale. Je n'en dirai qu'un mot. Il est impossible que le médecin ait d'autres juges que Dieu et sa conscience; sa conduite, ses résolutions dans son art ne peuvent être incriminées. Comment constater la négligence, le mauvais vouloir, la coupable intention d'un médecin? Le traduire devant les tribunaux sur de semblables inculpations, serait donner lieu à des décisions arbitraires, à des jugements mal fondés, qui comblant, la mesure des perplexités qui affligent le médecin dans l'exercice de sa profession, la rendrait impraticable pour tout homme consciencieux qui tient à son honneur, à sa réputation. Comment constater le mauvais vouloir, la coupable intention? autant vaudrait faire le procès aux mauvaises pensées. Personne ne résisterait à une pareille inquisition. C'est à la conscience du médecin à l'absoudre ou à le condamner sur ces points. Tout autre tribunal serait incompétent, jugerait arbitrairement, jamais en connaissance de cause. C'est encore à la conscience du médecin qu'il appartient de décider s'il doit dénoncer les faits connus dans l'exercice de sa profession, il est dans son droit, en ne les faisant point, mais son devoir l'oblige à obtempérer à cette maxime, *Prima lex salus populi.*

S'il en était autrement, s'en serait fait de la médecine, personne n'oserait se livrer à son exercice, sauf de méprisables êtres qui se mettraient au-dessus de toutes les flétrissures; cependant la crainte d'une condamnation surajoutée à l'anxiété qui saisit l'âme d'un médecin probe et consciencieux, lorsqu'il doit prendre des déterminations dont dépend leur salut ou leur perte, leur deviendrait très préjudiciable.

SÈVRES.— Imprimerie de M. CERF, rue Royale, 10.